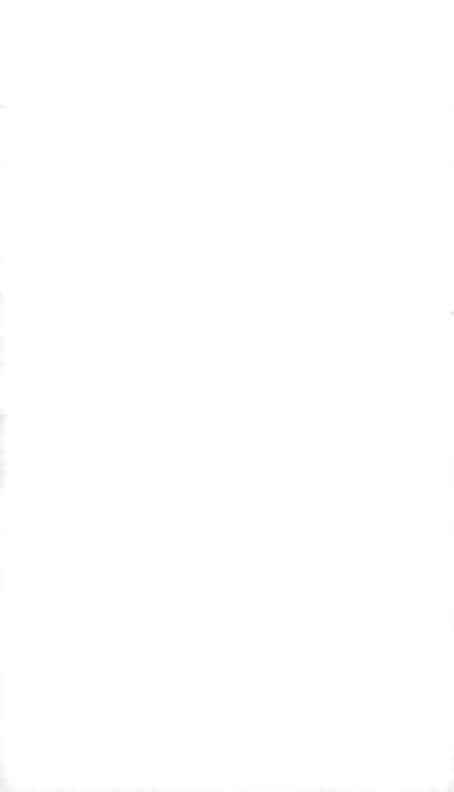

¡Cambia ya!

*Nuevos recursos naturales para
la salud, belleza y hábitat*

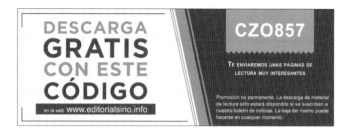

Este libro no pretende diagnosticar, prescribir ni tratar. La información que aparece en él no debe, de ninguna manera, considerarse como un sustituto de la atención que puede ofrecer un profesional debidamente acreditado. Ni la editorial ni la autora se hacen responsables de las consecuencias que pudiera generar la aplicación de los consejos contenidos en el mismo.

Diseño de portada: Editorial Sirio, S.A.

© de la edición original
2018 Suzanne Powell

© de la presente edición
EDITORIAL SIRIO, S.A.
C/ Rosa de los Vientos, 64
Pol. Ind. El Viso
29006-Málaga
España

www.editorialsirio.com
sirio@editorialsirio.com

I.S.B.N.: 978-84-17399-32-0
Depósito Legal: MA-951-2018

Impreso en Imagraf Impresores, S. A.
c/ Nabucco, 14 D - Pol. Alameda
29006 - Málaga

Impreso en España

Puedes seguirnos en Facebook, Twitter, YouTube e Instagram.

Cualquier forma de reproducción, distribución, comunicación pública o transformación de esta obra solo puede ser realizada con la autorización de sus titulares, salvo excepción prevista por la ley. Diríjase a CEDRO (Centro Español de Derechos Reprográficos, www.cedro.org) si necesita fotocopiar o escanear algún fragmento de esta obra.

SUZANNE POWELL

¡Cambia ya!

Nuevos recursos naturales para la salud, belleza y hábitat

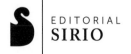

EDITORIAL
SIRIO

Para mi padre, Colum, aunque en España te encanta que te llamen Columbo. Quiero agradecerte desde el fondo de mi alma tu amor de padre y el camino compartido durante estos casi cincuenta y cinco años de mi vida. El día 1 de abril del 2018 has cumplido ochenta años y, como te prometí, este libro va dedicado a ti, para celebrar tu vida. Y como siempre me has preguntado: «Suzanne, ¿por qué me amas?», te sigo contestando lo mismo que te decía cuando era pequeñita: «Porque yo soy tu hija y tú eres mi papá». Gracias infinitas por ser mi padre y por ser Colum Powell, hombre tan admirado y respetado por tus talentos y, sobre todo, por tu fantástico sentido del humor. Te amo con todo mi corazón.

For my father Colum, although you love to be called Columbo in Spain. I thank you from the depths of my soul for your fatherly love and the pathway we have shared over these almost 55 years of my life. On April 1st you turned 80 years old and, as promised, this book is being dedicated to you to celebrate your life. Since you have always asked me «Suzanne, why do you love me?», I still continue to give you the same response: «Because I'm your daughter and you're my Daddy», just as I used to do when I was a little girl. Infinite thanks for being my Dad and for being Colum Powell, a man who has been so admired and respected for his talents and above all for his fantastic sense of humor. I love you with all my heart.

ÍNDICE

PRÓLOGO

Un verano, mientras estaba de vacaciones con mi mujer, Marisa Baracco, en el interior de Argentina, nos encontramos con un libro titulado *Atrévete a ser tu maestro*. Ambos estábamos en medio del proceso del autoconocimiento, y la idea de dejar de buscar el maestro fuera y movilizar nuestros recursos internos nos entusiasmó.

La experiencia de Suzanne, que con solo diecinueve años se enfrentó a un diagnóstico de cáncer porque «no tenía tiempo para morirse», nos maravilló. Tomó las riendas de su vida y de su salud; rechazó los tratamientos convencionales y su enfermedad remitió.

Cuando Suzanne enfermó, decretó al universo: «Si me curo, dedicaré mi vida a dar esperanza a los demás, a quienes estén atravesando situaciones similares a la mía».

Finalmente se curó y se encuentra cumpliendo su promesa de servir con amor y brindar esperanza a quienes están pasando por situaciones similares a las que atravesó ella misma.

Amamos el libro. Allí comenzamos el proceso de atrevernos realmente a ser nuestros propios maestros. Aprendimos a conectar con nuestra intuición, con la sabiduría de nuestro corazón, que es mucho más profunda que la actividad racional de la mente.

Todo esto me llevó a la búsqueda de un modo de ejercer la medicina en plenitud. Comprendí que la mejor forma de transmitir salud era desde la salud. Solo podemos transmitir con integridad lo que tenemos integrado en nuestras vidas.

Este proceso transformó mi manera de ver y ejercer la medicina. Hoy trabajo como médico educando y empoderando a las personas en hábitos que generan salud y plenitud.

¡Cambia ya! es el octavo libro de la autora. Sus escritos combinan una profundidad oceánica con un divertido sentido del humor y una muy necesaria desdramatización de los procesos evolutivos por los que tantos millones de personas estamos pasando alrededor del mundo.

Como humanidad nos encontramos en un momento maravilloso y que no cuenta con precedentes. Los procesos de evolución y aprendizaje están acelerados.

Quien esté decidido a despertar de una vez por todas cuenta con una multiplicidad de herramientas y prácticas que facilitan dicho proceso. Como dice Suzanne, «el que decrete al universo que quiere despertar y evolucionar, que se prepare para que le vengan las pruebas de aprendizaje necesarias para ese despertar». La vida nos traerá todas aquellas experiencias que sean perfectas para nosotros con el fin de apoyar nuestra evolución.

Es importante tener una actitud de entrega hacia lo que venga, evitar resistirnos, comprender que es perfecto que se presenten las pruebas que nos toca afrontar, por más difíciles que parezcan inicialmente.

En este espacio-tiempo único para la especie humana tenemos la posibilidad y la NECESIDAD de un despertar colectivo para sobrevivir como especie. Es imprescindible un profundo despertar de la conciencia que nos lleve desde el individualismo y el interés por el capital hacia el amor incondicional por todas las formas de vida y la búsqueda del bien común. No es casualidad que su séptimo libro se titule *Despertad, humanos*.

Entre las actividades de Suzanne destacan las siguientes:

- Es conferenciante internacional.
- En sus disertaciones aborda multiplicidad de temáticas, que van desde la alimentación consciente y la salud hasta el cuidado del campo multidimensional.
- Viaja alrededor del mundo brindando desinteresadamente el curso zen, al cual Marisa y yo asistimos hace ya unos años. En él nos fue transmitido el toque zen, una maravillosa herramienta que equilibra el sistema nervioso, elimina bloqueos y

permite que el organismo produzca sus propias sustancias químicas.

Tras acabar el curso zen creamos un grupo de *WhatsApp* en el que más de doscientos médicos de todo el mundo intercambiamos nuestras experiencias terapéuticas con el toque zen.

En cuanto al libro que tienes entre las manos, su fundamento es la paz, aunque la autora no lo declara específicamente hasta el final, en la conclusión. Pero la paz está implícita desde el principio, porque para llegar al despertar hay que buscarla: la paz en el cuerpo físico, la paz en el corazón, la paz en la mente, la paz en el espíritu.

Para poder alcanzar la paz en el cuerpo físico, primero hay que satisfacer sus necesidades, que son de diversa índole: nutricionales, de descanso, de actividad física, de liberación de las tensiones cotidianas, de relajación y de disminución de la frecuencia mental.

Si el cuerpo se halla en estado de carencia en alguno de estos aspectos, no encuentra la paz. Si el cuerpo físico está sufriendo, difícilmente tenderán al equilibrio la mente y el sistema nervioso; habrá una incomodidad o inquietud interior que impulsará hacia la satisfacción de las necesidades básicas insatisfechas.

En este libro, Suzanne nos facilita sus prácticas y remedios naturales, que van a permitir que cada uno vaya aproximándose al estado de equilibrio. Primero, del cuerpo físico y mental. Desde ese equilibrio e integridad orgánicos, el sistema nervioso produce sus propias sustancias y neuropéptidos, a partir de los cuales se activa la tremenda capacidad de regeneración que posee el organismo a todos los niveles.

Los remedios que Suzanne comparte en estas páginas son siempre naturales, libres de sustancias tóxicas, de productos químicos o farmacológicos. Ocupan un lugar predominante los aceites esenciales, pero también nos encontramos con hierbas naturales, infusiones medicinales, suplementos nutricionales y alimentos de alto valor terapéutico, entre otros recursos.

Estos remedios naturales actúan en sinergia con nuestra fisiología y nuestra función orgánica; apoyan el correcto funcionamiento del organismo. Al no producir los efectos secundarios propios de otro tipo de abordajes, permiten una recuperación rápida. Se alcanza antes el equilibrio del cuerpo físico, lo que a su vez estimula al sistema nervioso a producir sus propias sustancias químicas neuroactivas de forma natural; gracias a esto no depende de sustancias químicas exógenas, sintéticas o farmacológicas para ejercer su función de forma adecuada.

Es más importante que nunca antes en la historia fortalecer la salud evitando los tratamientos basados en productos químicos sintéticos e intervenciones invasivas. En la actualidad, tan solo en los Estados Unidos mueren más de doscientas mil personas al año a causa de los tratamientos médicos convencionales. Es decir, cada día mueren más de quinientas personas por este motivo. Si uno busca el camino más natural posible, su organismo sufrirá menos daño y su recuperación será más rápida.

En este libro, Suzanne comparte con el lector las herramientas que le han funcionado a ella; por lo tanto, está fundamentado en su propia experiencia. Gracias a los consejos que nos ofrece, ella alcanzó su equilibrio. Se liberó del asma, del cáncer, de intolerancias alimentarias, de trastornos del aparato digestivo y excretor y de otras dolencias. Encontró paz en su cuerpo, en su mente y en su espíritu y se convirtió en la Suzanne Powell que hoy conocemos, una mujer que, con cincuenta y cinco años, es divertida, vital, espontánea, alegre y, a la vez, tremendamente profunda y clara. Está rebosante de salud y de entusiasmo por servir con amor a la humanidad en su evolución.

Este libro es una guía práctica destinada a facilitar que generemos nuestro estado de salud mediante acciones concretas que realicemos a diario.

Está todo en las manos del lector.

Como dice Suzanne: *Just Do It*.

Dr. Francisco José Perona
Médico licenciado por la Universidad de Buenos Aires, educador en hábitos que generan salud y plenitud. Alumno zen. Contacto: medicinaintegrativabuenosaires@gmail.com/
Facebook: Dr Francisco Perona

INTRODUCCIÓN

Estuve varios meses dándole vueltas a la posibilidad de escribir este libro, una guía que reuniese muchos de los remedios que he ido descubriendo y poniendo en práctica, y que he ido aconsejando en los cursos zen, en las charlas o en mi blog. Son tantas las veces que he tenido que dar los mismos remedios que llegué a la conclusión de que lo mejor sería plasmarlos en un libro sencillo, ameno, práctico, alegre y fácil de entender; un libro que pueda utilizar cualquier persona, tenga o no conocimientos sobre terapias naturales.

En muchas ocasiones me han pedido consejo sobre el estreñimiento, la diarrea, el dolor de cabeza, la candidiasis, problemas digestivos, gases, tos, fiebre y una larga lista de trastornos y enfermedades. Y a lo largo de treinta años he podido aportar remedios caseros a los cuales es fácil acceder y que son sencillos de aplicar; además, surten efecto con gran rapidez.

He tenido la fortuna de recibir ayuda siempre que la he necesitado y siento que mi deber es compartir la información sobre los remedios que han funcionado en mi caso. Gracias a ellos se frenaron los síntomas y mi estado de salud general mejoró en poco tiempo, lo cual me ha salvado de manifestaciones más graves que pueden aparecer cuando un problema no se trata a tiempo.

En los cursos y conferencias he compartido muchas anécdotas de situaciones personales en las que he podido salir adelante gracias a un remedio casero antiguo o a alguna práctica higienista a partir de llamar por teléfono y preguntar a algún experto cómo podía resolver eso en el momento.

Esta obra se divide en cuatro partes. En la primera, reflexiono sobre las amenazas para la salud que se esconden en nuestro estilo de vida actual, y empiezo a aportar soluciones. En la segunda, abordo varias enfermedades y trastornos específicos. En la tercera, me refiero a complementos que nunca deben faltar en nuestra cocina o en nuestra despensa, por los beneficios que aportan a la salud, y la cuarta está dedicada a los aceites esenciales de grado terapéutico. Naturalmente, no es fácil delimitar claramente los contenidos de las distintas partes, así que verás que se interrelacionan. Como guía rápida de referencia, al final se incluye un índice de aplicaciones, trastornos y remedios.

Esta obra contiene también tres apéndices, que ofrecen contenidos adicionales.

Ojalá la información aquí reunida te sirva, como me sirvió a mí, para resolver por medios naturales determinados problemas de salud que se te presenten en un momento dado, o que se le presenten a alguien cercano.

Finalmente, este libro no pretende ser una herramienta de diagnóstico y tratamiento, sino que en él reflejo solamente lo que me ha ayudado en mi caso. En la cuarta parte, a mi experiencia se suma la de Rayini Pritamdas, que ha colaborado en ella. Se trata pues de una obra informal, de un compartir, que en ningún caso pretende sustituir a la visita a un médico o profesional especializado.

SUZANNE POWELL,
mayo 2018

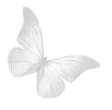

PRIMERA PARTE

¿LLEVAS UN ESTILO DE VIDA SALUDABLE?

Las enfermedades y trastornos obedecen a múltiples factores, entre los que no hay que subestimar el estilo de vida tan extendido en nuestros días, basado en el sedentarismo y la exposición a tóxicos y otras formas de contaminación. ¿Estás llevando un estilo de vida lo suficientemente saludable? ¿Estás optando por productos naturales en lugar de sus equivalentes químicos o sintéticos? ¿Es muy elevada tu exposición a campos electromagnéticos?

En esta parte se analizan varios aspectos en cuanto al estilo de vida, que te ayudarán a comprender el origen de diversos problemas de salud y la necesidad de contar con una botica compuesta por productos lo más naturales posible.

¡CUIDADO CON LOS TÓXICOS Y LOS CAMPOS ELECTROMAGNÉTICOS!

TÓXICOS AMBIENTALES

En un apartamento que tenía alquilado a las afueras de Madrid había un jardín con césped artificial. El plástico del que está hecho ese tipo de césped desprende un olor a neumático, sobre todo cuando hace calor, que afecta al aparato respiratorio, tapona la nariz y produce mucosidad en la garganta, picor en los ojos y molestias en los oídos. Relacioné el césped con estos síntomas en un momento dado cuando estaba en el jardín; acto seguido puse en marcha el difusor de aceites esenciales, dentro de casa, para eliminar esa sensación de congestión.

Esto ocurrió al principio de la primavera, y la reflexión inmediata fue: si con un poco de sol aumentó tanto la intensidad del olor a petróleo, ¿qué pasa cuando la temperatura es de 30 o 40 grados? Con un calor elevado, las emisiones tienen que ser mayores, y el impacto sobre la salud también...

Indagué en Internet sobre los peligros del césped artificial y encontré que esa emanación, que se acentúa con el calor, es potencialmente cancerígena. Es un gran problema, porque el césped artificial no está solamente en jardines particulares sino también en parques infantiles, zonas de juego para niños, campos de fútbol y áreas deportivas.

¿Cuántas personas deben de estar sufriendo un impacto sobre su salud a causa de los tóxicos ambientales y desconocen que es este el origen de sus afecciones?

Muchas veces no relacionamos los trastornos digestivos (en el estómago, el esófago, el intestino grueso, el intestino delgado) con ciertos olores ambientales. Sin embargo, tal como expliqué en el libro *El cáncer*, cuando inhalamos tóxicos ambientales, nuestro sistema inmunitario produce mucosidad en las vías respiratorias altas con la finalidad de atrapar esas partículas, para que luego no procedan a bajar por el intestino; esta es una defensa inmediata. Cuando la exposición se prolonga, esa mucosidad se termina acumulando, y si estamos ocupados con alguna actividad lo habitual no es que busquemos la forma de expulsarla, sino que la traguemos. Así llevamos todos esos tóxicos al aparato digestivo y excretor, y sus paredes se irritan, con lo cual podemos terminar padeciendo erosión y lesiones en las paredes del intestino, colon irritable, gastritis, dispepsia, alteración de la producción de enzimas, inflamaciones y un largo etcétera, que puede incluir enfermedades autoinmunes.

Todos estos síntomas pueden manifestarse como resultado de la proliferación de productos sintéticos. Por ejemplo, cada vez encuentro en más lugares fragancias ambientales cuya base son productos químicos. Las huelo en centros comerciales, tiendas, hoteles, cines, bancos... En muchas ocasiones están presentes en sitios que debemos frecuentar queramos o no, como el lugar de trabajo o la entrada al bloque de pisos donde vivimos. Firmamos un contrato de alquiler que nos obliga a permanecer en esa vivienda durante seis meses o un año, y mientras tanto no podemos escapar de esas influencias.

No sé por qué se ha puesto de moda esta tendencia, sobre todo en España. Es como si se pensase que una determinada tienda, por ejemplo, fuese a atraer más clientes por el hecho de tener ese tipo de olor. Otra cosa que se me ocurre es: ¿no será esta una forma de controlar a la población, de mantenerla dependiente de los fármacos? ¿No será una forma de adormecer el sistema nervioso de la gente para que esté mentalmente menos activa, menos alerta, y no pueda pensar tanto por sí misma? No sé si tiene lugar una manipulación por parte del mismo sistema, pero no me extrañaría, después de haber visto y oído muchas cosas.

Te invito a tomar conciencia de este problema ambiental y actuar en consecuencia. Cada uno debería ser proactivo y manifestar que no va a permanecer en un determinado establecimiento a causa del olor que en él se ha impuesto. A ver si así logramos invertir la tendencia.

Una travesura ecológica

Recientemente, he estado en Fuerteventura de vacaciones con mis padres, quienes están delicados de salud, con sus ochenta años y sus hábitos de toda la vida. Pedí al hotel si serían tan amables de quitar los ambientadores perfumados que tenían en todos los espacios comunes (la sala de espectáculos y actividades y la recepción) durante nuestra estancia, por el bien de la salud de mis padres. Me dijeron que no podían hacerlo, porque ese hotel pertenecía a una cadena que tenía una política y unas normas que no podían transgredir sin exponerse a sanciones. ¿Cómo era posible tanta inconsciencia? Más allá de la salud de mis padres y la mía está la del personal del hotel, que no puede evitar la exposición a esos ambientadores a lo largo de la jornada laboral...

La primera noche en que entramos en la sala de espectáculos, el olor era tan intenso, tan horrible, tan empalagoso que no pude contenerme más. Me levanté y, como una niña traviesa, fui a buscar todos los ambientadores y los desenchufé. Cuando llegué a mi habitación, mi piel, mi pelo y mi ropa olían a ese aroma artificial. A la mañana siguiente, después del desayuno, volví a desenchufar los ambientadores, para que ese espacio se ventilase y mis padres y yo pudiésemos disfrutar tranquilamente del espectáculo la próxima noche. Hice esto cada día, y a partir del tercero no los volvieron a enchufar.

Mi padre comentó que era curioso que desde que yo había llegado, él y mi madre no tenían síntomas de resfriado y alergias. Hasta ese momento habían estado estornudando, habían tenido mucha mucosidad y los ojos llorosos. Otros síntomas que pueden suscitar los ambientadores químicos son mareos, náuseas, dolor de cabeza, rinitis, dolor de garganta, embotamiento de los oídos, taponamiento de la nariz, picor en los ojos o escozor, entre otros.

Ni en casa estamos a salvo...

Cuando estuve viviendo en el apartamento con el jardín de césped artificial, mi vecino de al lado tenía unos ambientadores en la terraza, los típicos de palo, pero el olor era tan intenso que entraba en mi terraza y no me permitía disfrutar de ese espacio. Hablé con él y amablemente cambió a ambientadores tipo difusor de aceites esenciales ante mi recomendación, cosa que le agradecí profundamente.

Me he referido al césped artificial y los ambientadores, pero por supuesto los tóxicos ambientales no se detienen ahí. Está también el tema de los detergentes, por ejemplo. En la urbanización en la que vivía había implantadas medidas ecológicas, como placas solares y tecnologías para un menor consumo energético, pero sin embargo no se tenía ningún miramiento con los detergentes utilizados para limpiar los espacios comunes (para lavar los suelos, sobre todo). Nunca he estado en ningún edificio en el que el olor a detergente fuese tan fuerte; ¡incluso las cartas que había en el buzón se impregnaban de ese olor! Cuando abría la puerta de casa, tenía que taparme la boca y la nariz y salir del edificio lo más rápidamente posible; cuando regresaba hacía lo mismo, y a continuación ponía una alfombrilla tras la puerta para que no se colase el olor procedente de los pasillos. Tal vez pensarás que soy una exagerada, pero el caso es que mis vecinos parecían estar eternamente resfriados, y no creo que los virus fuesen los únicos culpables.

Hay una alternativa muy sencilla para la limpieza de los suelos y baldosas, que puedes utilizar en tu casa, y que podría aplicarse también en los espacios comunes de tu edificio de viviendas: el vinagre. Mezclado con agua, consigue el mismo efecto que los detergentes, de forma totalmente ecológica y barata. El vinagre, así diluido, limpia bien, saca brillo y desinfecta.

TÓXICOS EN PRODUCTOS PARA LA HIGIENE Y LA COSMÉTICA

Si padeces el síndrome del colon irritable, tienes que contemplar la posibilidad de que no se deba a tu alimentación solamente,* sino que además puedan contribuir factores ambientales; no solo las emanaciones tóxicas del entorno, sino también las derivadas de los productos que utilizas para tu higiene: colonias, perfumes, desodorantes e incluso los productos que echas en la lavadora. Esta carga tóxica puede evitarse en gran medida si sustituimos los productos de base química por otros que sean ecológicos o lo más naturales posible.

Hoy en día hay muchos artesanos que optan por elaborar jabones, geles de baño y cremas para el cuerpo con ingredientes naturales. Si buscamos las recetas de nuestros antepasados y de las abuelas sabias de los pueblos, encontraremos soluciones para sustituir esas sustancias químicas tan agresivas y dañinas. Si queremos obtener

---

* Consulta el próximo capítulo.

un olor personalizado en nuestros productos de higiene, cosmética y limpieza naturales, podemos recurrir a determinados aceites esenciales; estos van a favorecer nuestra salud y van a desprender un olor agradable al aplicarlos al cuerpo o a la ropa.

Hay soluciones extremadamente sencillas. Una amiga me dijo recientemente: «Tengo un truco sencillísimo para limpiar los poros del cutis. Mojo un algodoncito debajo del grifo, lo escurro un poco, le echo un poquito de alcohol y lo voy pasando por la cara y el cuello. ¡Es un tónico natural!, que deja la piel muy suave».

Tampones y ropa tóxicos

Debo referirme también a los tampones y la ropa interior. Como verás en el capítulo 12 (página 95), estuve padeciendo dolores menstruales, hasta que descubrí que el origen de mi sintomatología era, en última instancia, el uso de tampones convencionales, a causa de la lejía que contienen para lograr un efecto blanqueador.

Con el tiempo fui sustituyendo todos los productos y artículos químicos y sintéticos de uso cotidiano por versiones más naturales o ecológicas, y cuando prescindí de los tampones de supermercado, o de farmacia, y los sustituí por tampones ecológicos, nunca más volví a tener dolores menstruales. Atención pues a este dato: los tampones convencionales pueden ser una de las causas o la causa principal de los trastornos menstruales, independientemente de que haya o no un trastorno hormonal. Tener en cuenta este hecho puede cambiar la calidad de vida de muchas mujeres... ¡y de los familiares que tienen que convivir con ellas!

No puedo enfatizar lo suficiente lo importante que es que este tipo de productos de higiene personal sean lo más naturales posible; incluso el papel higiénico debe carecer de perfumes y colores. La zona genital es muy sensible y absorbe los blanqueadores y perfumes químicos que se utilizan para eliminar el olor en compresas y productos de higiene íntima para la mujer.

Además, es del todo imprescindible que la ropa interior femenina que está en contacto con la zona genital sea de algodón, exclusivamente, por una cuestión de salud. Es absolutamente necesario que sigas esta pauta, sobre todo en los meses de más calor y humedad. Así podrás evitar infecciones en el aparato genital y ahorrarte las complicaciones derivadas de la proliferación de las cándidas o de las bacterias y virus que suelen abundar en los ambientes cálidos y húmedos.

Además de lo anterior, pon una gota de aceite esencial de árbol del té (ver página 138) en el agua en la que vayas a lavar la ropa interior, o en el jabón de la lavadora. Esta acción tendrá un efecto antifúngico; evitará, en cada lavado, que se acumulen bacterias u hongos en el tambor de la lavadora y en la ropa. Si no se toman medidas, la ropa puede acumular hongos, sobre todo si se guarda un poco húmeda en el armario; esta humedad produce el característico olor a ropa guardada.

También se puede poner de vez en cuando una gota de aceite de árbol del té en cada zapato para evitar los hongos en los pies (lo que se conoce popularmente como el pie de atleta).

ALTERNATIVAS SALUDABLES

Casi todo lo que sueles resolver por medio de algún producto tóxico lo puedes solucionar igualmente, pero de forma mucho más saludable, utilizando un producto natural equivalente. Lo que presento de forma sucinta en este apartado aparece desarrollado a lo largo del libro.

En el ámbito de la cosmética, son muchísimas las alternativas naturales. Por ejemplo, presento usos cosméticos y para el cuidado de la piel del aceite de coco y de los aceites esenciales de incienso, lavanda, pomelo, árbol del té, etc. No dejes de leer el capítulo 35 (página 223), dedicado específicamente a aplicaciones cosméticas de los aceites esenciales.

Si quieres un desodorante natural, acude al aceite de coco, al que puede añadirse algún aceite esencial.

Para el cabello pueden ayudarte, de distintas maneras, el aceite de coco, el vinagre de sidra (ver página 139) y los aceites esenciales de lavanda, árbol del té (que te permitirá librarte de los piojos), tomillo, cedro y romero.

Para las uñas encarnadas o quebradizas, dispones del aceite esencial de árbol del té.

¿Tienes dolor de muelas? ¿Te acaban de extraer un diente? El aceite esencial de incienso puede ayudarte; también el aceite esencial de clavo, los granos de clavo (ver página 139) y la mezcla de aceites del capítulo 34 (página 219).

Para descubrir cómo elaborar un enjuague bucal casero, consulta los capítulos dedicados al aceite esencial de menta, al aceite esencial de árbol del té y a una estupenda mezcla de aceites esenciales (capítulo 34, página 219).

El aceite de coco puede prevenir la gingivitis. La miel cruda (ver página 131) tiene un efecto bactericida en la placa dental. Si quieres tener unos dientes más blancos, dispones del aceite esencial de naranja.

Para obtener una pasta dentífrica totalmente saludable, descubre cómo prepararla en el capítulo dedicado al aceite de coco. Y hay varios aceites esenciales que pueden añadirse a la pasta de dientes para obtener variados beneficios: el de árbol del té, el de mirra o los de la mezcla del capítulo 34 (página 219).

¿Es el dolor de oído tu problema? Para eso tienes el aceite esencial de lavanda (ver página 138).

Si te preocupa la celulitis, cuentas con el vinagre de sidra o el zumo de piña y con el aceite esencial de pomelo combinado con el de ciprés.

¿Necesitas relajar la mente o el cuerpo, o dormir mejor? Ten en cuenta las vitaminas B y descubre los aceites esenciales de incienso y lavanda, y los de copaiba, manzanilla y cedro.

¿Que lo que necesitas es mantenerte despejado? No hay problema; para eso cuentas con el aceite esencial de menta y el de romero.

¿Quieres estar de mejor humor, levantar el ánimo? Para eso están los aceites esenciales de cítricos (capítulos 26 y 30, páginas 179 y 197).

¿Has salido de fiesta y ahora tienes resaca? El aceite esencial de pomelo puede ayudarte.

¿Te ha picado un insecto y sientes dolor o molestias? Puedes acudir al vinagre de sidra o al carbón activado (ver página 134), o a alguno de estos aceites esenciales: lavanda, árbol del té o manzanilla.

¿Quieres una sustancia natural que te ayude a dejar de fumar? Prueba con el aceite esencial de clavo, el de menta o el de pimienta negra o, sobre todo, con la combinación de aceites del capítulo 34 (página 219).

¿Quieres saber qué pueden hacer los aceites esenciales para el bienestar de tu bebé? Consulta los capítulos 28 y 29 (páginas 187 y 193).

¿Te gustaría ahuyentar los mosquitos por medios naturales? Descubre cómo en el apartado dedicado a las vitaminas B del capítulo 23 (página 160) y en el capítulo dedicado al aceite esencial de hierba limón. ¿Tienes hormigas en casa? El aceite esencial de menta puede ayudarte.

También existen muchas alternativas naturales para el cuidado del hogar. Para mantener la ropa libre de malos olores, acude al aceite esencial de lavanda o al de hierba limón; los aceites esenciales de cítricos y el de hierba limón son muy buenos ambientadores. Además, el de limón y el de árbol del té permiten elaborar limpiadores multiusos eficaces.

A lo largo del libro descubrirás más propuestas naturales en relación con distintos problemas de salud, cuestiones de higiene, recursos culinarios y para el hogar, etc. Te recuerdo que al final del libro se incluye un índice de aplicaciones para que puedas identificar fácilmente qué es lo que puede ayudarte.

Contaminación electromagnética

Otra forma de contaminación muy habitual hoy en día, distinta de los tóxicos ambientales pero igualmente muy nociva, es la contaminación electromagnética.

Este tipo de contaminación abarca mucho y se le dedica un apéndice en este libro, que recoge un artículo escrito por un especialista en la materia. En este apartado haré algunas recomendaciones que considero fundamentales, sobre todo en cuanto a reducir la exposición por la noche, a causa de la repercusión que puede tener en las migrañas y a otros niveles.

Hay que evitar dormir con un radiorreloj en la mesita de noche. Si está enchufado a la red emite un campo electromagnético a la altura de tu cabeza durante una tercera parte de tu vida. Si además tienes ahí el teléfono móvil cargándose, el peligro es mayor. Nunca hay que dormir con aparatos electrónicos enchufados a la red y mucho menos si están tan cerca de la cama. Las largas horas de exposición a esos campos electromagnéticos ocasionan una enorme alteración en el sistema nervioso e influyen gravemente en otros sistemas del organismo. Lo mejor es comprar un despertador a pilas y si no se puede evitar tener el móvil cerca, por si hay que avisar a algún familiar en caso de enfermedad, hay que apagarlo o ponerlo en modo avión y dejarlo en el suelo, preferiblemente. ¡No lo dejes en la mesita de noche!

También es recomendable apagar el wifi por la noche y concienciar a los vecinos de que hagan lo mismo. No duermas con el televisor de la habitación enchufado (si lo tienes), y si tu cama es articulada, desenchúfala.

No duermas con manta eléctrica, o al menos desenchúfala antes de meterte en la cama. Y evita tener la cabecera de la cama junto a una pared en la que haya conectados aparatos que emitan campos electromagnéticos en la habitación contigua (electrodomésticos, el televisor, un ordenador, una impresora, etc.).

Asimismo, evita usar la *tablet* o el teléfono móvil si están enchufados a la red: el campo electromagnético que emiten es muy intenso en esos casos, así que es preferible cargarlos y desenchufarlos antes de utilizarlos de nuevo. No hables por el teléfono móvil ni intercambies mensajes mientras está enchufado: es un enorme peligro para la salud; cada vez hay más evidencias de ello.

2

ALIMENTACIÓN Y EJERCICIO

EL EJERCICIO

Es muy importante mantener un buen hábito de ejercicio en general para que los niveles de colesterol, azúcar y triglicéridos sean los adecuados según la edad; también para mantener la circulación óptima y evitar enfermedades relacionadas con los huesos y las articulaciones como pueden ser la osteoporosis, la artrosis y la artritis en general. Además, el ejercicio ayudará a que el cuerpo se mantenga ágil y flexible, a que se conserve lo más joven posible.*

---

* Lee sobre mi gran descubrimiento en cuanto al ejercicio en el capítulo 13, página 101.

La alimentación
Tóxicos en los alimentos

La gente se está volviendo más sensible a los alimentos, o tal vez lo que ocurre es que es cada vez más sensible a las sustancias químicas que se incluyen en los alimentos (las contenidas en pesticidas e insecticidas y todo tipo de aditivos: conservantes, colorantes...). El ser humano se va volviendo más sensible a ello porque la exposición es cada vez mayor, y cuando el cuerpo llega a un nivel de saturación entra en modo reactivo.[*]

La alimentación consciente

Tengo dos libros dedicados específicamente a la alimentación consciente. Uno se titula precisamente así, *Alimentación consciente*; el otro es *Menús conscientes*. Y hay un tercero en que la alimentación consciente representa un papel fundamental: *El cáncer*.

Hay que alimentarse conscientemente para que el organismo no esté más ácido de lo que debería. La acidez es el terreno propicio para los procesos inflamatorios y para el cáncer. En definitiva, un organismo ácido es un campo de cultivo de enfermedades, mientras que un organismo predominantemente alcalino nos predispone a la salud.

La alimentación consciente se basa en la correcta combinación de los alimentos para favorecer una digestión correcta, una asimilación óptima y una evacuación diaria. Tienes que ser consciente de qué comes, cómo

---

[*] Sobre el papel del aspartamo en las enfermedades autoinmunes, consulta el capítulo 12, página 95.

lo comes, en qué condiciones, en qué compañía y con qué actitud, y también debes saber cuándo es el momento de parar de comer. Debes aprender sobre tu aparato digestivo y prestar atención a sus señales y avisos, y saber disfrutar de tus alimentos sin remordimientos. Hay que comer para estar sano y disfrutar, y saber pecar sanamente, sin morir en el intento.

Zumos vegetales para alcalinizar

En el caso de enfermedades degenerativas, inflamatorias y digestivas, así como en caso de cáncer, lo que conviene a todos los pacientes es alcalinizar el organismo. Esto se puede lograr fácilmente a través de la ingesta de jugos vegetales, sobre todo verdes. Es apropiado el jugo de hortalizas frescas que también se pueden comer crudas, por lo general apio, col, lechuga, espinacas, zanahoria, remolacha, etc. Pásalas por la licuadora junto con jengibre fresco o en polvo; también puedes añadir cúrcuma. Si prefieres una opción más atrevida, también puedes poner un poco de ajo o cebolla, perejil u otras hierbas aromáticas. A todo ello le puedes añadir, si quieres, zumo de manzana, o de piña, o de pera. Además, puedes incluir superalimentos como la chlorella, la hierba de trigo, la hierba de cebada, la clorofila... Estos zumos son una alternativa a tomar ensaladas y hortalizas crudas; concentran multitud de nutrientes, enzimas, pigmentos, clorofila, etc., en un solo vaso, y contienen muy poca cantidad de calorías. Hay que tomarlos ensalivando muy bien.

Recomiendo mucho los zumos vegetales, sobre todo cuando hay necesidad de hidratar el cuerpo en verano, o si se debe tomar medicación durante largo tiempo: los fármacos suelen tener un efecto intoxicante en los órganos de eliminación, en las vías urinarias sobre todo. Con estos zumos se limpian los riñones, la vejiga, la uretra y los uréteres del lastre de sustancias químicas que se acumulan en ellos. Pero el mayor efecto que tienen es que alcalinizan el organismo.

Los zumos vegetales son deliciosos de tomar y fáciles de preparar. Si no dispones de licuadora, los puedes hacer en una batidora con un poco de agua. Los puedes tomar de forma más líquida o como un batido un poco más denso (como una especie de gazpacho). Consúmelos media hora antes de las comidas principales. Si añades limón (ver página 137) o piña a la mezcla, debes tener la precaución de beberla utilizando una pajita en vez de tomarla directamente a sorbos, para evitar el desgaste del esmalte dental.

Uno de mis zumos vegetales favoritos es el de remolacha roja fresca con zanahoria, apio, manzana y jengibre fresco. Encontrarás más ideas de combinaciones en mi libro *Menús conscientes*, en las páginas 89-91. Los zumos vegetales deben tomarse inmediatamente después de haberlos preparado.

Aprovecho para comentar que, en mi opinión, la **remolacha** no debe faltar nunca en la dieta, por su alto contenido en sales minerales básicas, que hacen que sea un alimento muy alcalinizante. Además, contiene gran cantidad de hierro, fibra y vitaminas. También contiene bastante azúcar, lo cual aporta una sensación de saciedad, de que «el estómago queda lleno», como ocurre con las patatas.

Se puede tomar en zumos o rallarse cruda en ensaladas, o se puede hacer un puré riquísimo con ella. La remolacha ayuda a combatir el estreñimiento.

La dieta del arroz rojo
(o, en su defecto, arroz integral)

La dieta del arroz rojo (ver página 129) puede ser un gran remedio casero, muy natural. Es una forma de hacer más *yang* el cuerpo, de transformar el polo negativo (expansión) en polo positivo (contracción). Cuando se desequilibra la balanza corporal, debemos recuperar el equilibrio.

Cuando tenemos demasiado polo negativo, podemos padecer distintos tipos de síntomas. Un conjunto de ellos tienen que ver con el estado de ánimo e incluso mental: depresión, ansiedad, tristeza, bipolaridad...

Para cambiar el polo y mejorar así el estado de ánimo (sentir mayor entusiasmo, más alegría, tener una mejor actitud ante la vida), así como la concentración y la claridad mental, podemos hacer la dieta del arroz rojo durante tres días.

Para la dieta del arroz rojo se utiliza este tipo de arroz, o arroz redondo integral o basmati integral si no se puede disponer del primero. Dicho arroz debe combinarse con gomasio (ver página 130) —sésamo (llamado *ajonjolí* en algunos países) tostado en la sartén y mezclado con sal marina—. Una forma práctica de prepararlo consiste en hacer bolas con el arroz y rebozarlas en el gomasio. Las bolas son prácticas porque es fácil llevarlas con nosotros al trabajo o si vamos a salir de viaje.

Durante los días en que se hace esta dieta, solo debe consumirse el alimento mencionado, y únicamente puede beberse agua hervida con moderación (que no sea del grifo, preferiblemente) o infusiones de té de loto (ver página 130) o té bancha* (ver página 130).

En el caso de enfermedades degenerativas o autoinmunes, como la artrosis, la artritis o la artritis reumatoide, esta dieta puede prolongarse siete días. Y las personas con cáncer o que quieran hacer la transición a la alimentación consciente y unos hábitos de vida excelentes pueden seguir la dieta durante veintiún días.

En el libro *El cáncer* describo con todo detalle la dieta del arroz rojo.

Para tener siempre en la despensa

Procuremos tener siempre a mano las siguientes hierbas e ingredientes, para emplearlos en la elaboración de los platos según nuestra elección: cúrcuma, jengibre en polvo, tomillo, salvia, romero, orégano, albahaca, menta, cilantro, pimienta negra, perejil, clavo, laurel y cayena. Tienen sus efectos medicinales, son grandes antioxidantes y además son muy aromáticos. También podemos añadir ciertas especias picantes a nuestros platos, para intensificar el sabor y por su gran valor terapéutico: curri, ajo en polvo o granulado, ajo fresco y comino.

Los ingredientes mencionados se pueden utilizar de varias maneras. Una de ellas consiste en espolvorearlos sobre platos ya preparados, por ejemplo en las ensaladas

---

* Estos tés se pueden adquirir en tiendas especializadas o en establecimientos del tipo supermercados orientales.

o en la pasta. Otra posibilidad es añadirlos al agua de las verduras que estemos cocinando; esa agua la podremos tomar como caldo (¡que no sea agua del grifo!). También pueden utilizarse en la preparación de salsas o en la elaboración del pan, si lo hacemos en casa. Nunca deben faltar en los curris, potajes, cremas y purés.

Otro ingrediente que no debe faltar en tu cocina es el aceite de coco.

Dedico capítulos a algunos de estos complementos alimenticios en la tercera parte de este libro.

CUIDA TU SALUD
EN LOS VIAJES LARGOS

La comida que normalmente dan en los viajes largos en avión no suele estar acorde con la actividad que pueden desarrollar los pasajeros, muy sedentaria. Cuando la alimentación es pesada, la circulación sanguínea se resiente. Por ello, es aconsejable tomar mayor proporción de alimentos crudos. Si nos alimentamos a base de fruta fresca, vegetales y hortalizas frescos y aguacate, y nos hidratamos correctamente, la sangre fluirá con más facilidad.

Por eso acostumbro a llevar siempre en los viajes largos, además de un botiquín de aceites esenciales, un táper con zanahorias cortadas a tiras, apio, tomates *cherry*, trocitos de cúrcuma y jengibre, un buen pan integral, un aguacate al punto (lo bastante maduro) y unas botellitas individuales de aceite de oliva. En cuanto a la fruta, procuro que sea ecológica y que no necesite pelarse, o que esto pueda hacerse con mucha facilidad. Elijo las piezas de fruta enteras; no las grandes que requieran cortarse, como la piña, la cual tampoco conviene traer partida, porque se va a oxidar. Ejemplos de frutas que puedo llevar son manzanas, peras, mandarinas, ciruelas, cerezas y uvas; estas últimas, solo si son de temporada.

Además de cuidar la alimentación, es aconsejable tener los pies elevados.* Una alternativa es comprar unos calcetines especiales para las varices, para evitar la excesiva vasodilatación. Esta prenda comprime las piernas y evita la hinchazón, el dolor y las molestias en la zona, sobre todo de rodillas hacia abajo. Además, se puede aplicar aceite esencial de menta para obtener una sensación de frescor en las piernas.

En cuanto a suplementos, el **rusco** (también llamado brusco, ver página 137), el **castaño de Indias** y el *ginkgo biloba* son tónicos venosos. El rusco y el castaño de Indias son específicos para las venas y la circulación en general; favorecen el retorno venoso y devuelven la flexibilidad a las venas. El castaño de Indias se receta más para la circulación en general, y el rusco para las varices y las hemorroides. El *ginkgo biloba*, en cambio, es indicado para los problemas que impliquen vasos sanguíneos de pequeño tamaño.**

Además de todo lo anterior, si uno debe permanecer en un avión o en un tren durante más de cuatro horas, debe moverse. Hay un ejercicio muy bueno, que consiste

---

* Consulta el apartado dedicado a las piernas cansadas, en el capítulo 11, página 93.
** Puedes leer acerca del *ginkgo biloba* y el rusco en los apartados que les dedico en el capítulo 23, páginas 157 y 159.

en ponerse de pie y mecerse sobre los pies: con los talones en el suelo, levanta los dedos de los pies; a continuación apóyate en los dedos de los pies y levanta los talones. Seguidamente, vuelve a apoyarte en los talones mientras levantas los dedos... y prosigue con este balanceo. Este movimiento ejercita las piernas de rodillas hacia abajo y estimula la circulación. Además de esto, para movilizar la circulación y evitar que la sangre quede estancada en los miembros inferiores, da pequeños paseos de vez en cuando. Si debes dormir en posición sentada, eleva las piernas tanto como puedas; y si estás tumbado, relájate con las piernas elevadas por encima del corazón.

Cuando llegues a tu destino, va a ser muy bueno que tomes un baño, añadiendo sal marina y vinagre de sidra al agua de la bañera. Antes de esto, para prevenir posibles infecciones por hongos, pon una gota de aceite esencial de orégano en la bañera y espárcela por la superficie con el teléfono de la ducha, a presión, hasta que no quede rastro del aceite.

Si solo dispones de ducha, hazte friegas con vinagre de sidra o con aceite esencial de menta. Así se activará la circulación sanguínea y el organismo en general.

Además, muévete, camina, haz algo de ejercicio; o utiliza la ducha para estimular la circulación en las piernas y el retorno venoso: haz correr agua caliente alternando con agua muy fría de cintura para abajo.

Aparte de la información contenida en este capítulo, encontrarás referencias específicas a recursos para los viajes en los capítulos siguientes: la sección «El botiquín del viajero» (capítulo 4, página 51), la sección «El estreñimiento del viajero» (capítulo 7, página 74) y los capítulos 11, 17, 19, 23, 24, 25, 31, 32, 33 y 34.

EL BOTIQUÍN INDISPENSABLE

En las siguientes partes del libro vas a encontrar multitud de productos, suplementos alimenticios, etc., muy útiles. Para simplificarte un poco la búsqueda, dedico este pequeño capítulo a enumerar los que considero que debes tener más a mano, por ser los que van a ayudarte en un caso de emergencia habitual: una caída, una quemadura, un mareo, una picadura de insecto... Incluyo entre paréntesis el número de capítulo en el que vas a encontrar desarrollada la información relativa a dichos productos y suplementos.

Esto es lo que no debe faltar en el botiquín para emergencias, en tu hogar:

- **Aceite de coco**. Es importante disponer de él como base para elaborar preparados con aceites esenciales (capítulo 14, página 109).

- **Aceite esencial de árbol del té,** para elaborar una receta antipiojos, entre otras muchas aplicaciones (capítulo 25, página 173).
- **Aceite esencial de clavo,** para aliviar el dolor de muelas y otras molestias bucales y para ahuyentar los insectos (capítulo 33, página 212).
- **Aceite esencial de lavanda,** por sus propiedades como antiinflamatorio y antiséptico (capítulo 29, página 193).
- **Árnica,** en forma de gel o pomada, por sus propiedades antiinflamatorias. También estimula la circulación sanguínea (capítulo 23, página 156).
- **Gel de aloe vera** (ver página 129), para las quemaduras (capítulo 23, página 155).
- **Jengibre,** en forma de cápsulas o caramelos, o cristalizado, por sus propiedades antioxidantes, antibióticas y antiinflamatorias. Muy apropiado para las náuseas causadas por mareos y las inflamaciones de garganta (capítulos 19 y 33, páginas 125 y 214).
- **Manzanilla,** en diversas formas posibles, por sus propiedades antiinflamatorias, antibacterianas, digestivas, sedantes y calmantes. Son famosas las infusiones de manzanilla, pero también puede aplicarse directamente sobre la piel con muchas finalidades (capítulos 23 y 33, páginas 157 y 215).
- **Miel** cruda. Puede aplicarse sobre la piel y las heridas. Ingerida, alivia la tos (capítulo 20, página 145).

- **Vinagre de sidra,** para aplicar en la piel en caso de picaduras de insectos e infecciones, e ingerido (diluido) en caso de molestias gastrointestinales (capítulo 22, página 151).

El botiquín del viajero

Cuando viajo a otros continentes, siempre llevo conmigo las hierbas sello de oro –*Hydrastis canadensis*– (por su poder antibiótico y antifúngico) y el cardo mariano (ver página 131) (como protector hepático). También llevo siempre vitamina C, un antioxidante de amplio espectro y un multinutriente con altas cantidades de vitaminas B (que incluya la B_1) para ahuyentar a los mosquitos.

Además llevo diversos aceites esenciales (en botellitas de 5 ml): de lavanda, limón, menta, eucalipto, árbol del té, hierba limón, pomelo y cardamomo (ver página 139). Y no olvido el aceite esencial de orégano en cápsulas para prevenir infecciones. Todos ellos protegen la salud y aportan beneficios nutricionales y digestivos.[*]

Complementa tus botiquines de primeros auxilios con otros productos y suplementos que encuentres interesantes a medida que avances en la lectura. Por otra parte, no olvides incluir todos los objetos prácticos y necesarios que suele contener cualquier botiquín.

---

[*] El sello de oro, el cardo mariano y la vitamina B vas a encontrarlos en la tercera parte del libro, y los aceites esenciales mencionados en la cuarta.

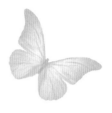

SEGUNDA PARTE

ENFERMEDADES Y TRASTORNOS

UNA CISTITIS
EN PLENA MONTAÑA

SOLUCIONES DE EMERGENCIA

La cistitis es la inflamación de la vejiga y me pilló por sorpresa lejos de casa, en la montaña. Estaba ahí como profesora de apoyo de un grupo de niños del colegio St. Peter's, de Barcelona; habíamos ido a esquiar durante una semana.

De pronto, empecé a sentir un dolor terrible al orinar; además, expulsaba sangre junto con la orina. Desesperada, llamé enseguida a mi profesor de aquel entonces, el doctor Marc Ams, quien ha colaborado en algunos libros míos, y me indicó cómo solucionar el problema.

Siguiendo su consejo, pedí unas cuantas **cebollas** crudas en el hotel donde estábamos alojados y las corté en mi habitación. A continuación, puse agua en la bañera, a cierta temperatura; me metí y me senté. El agua, calentita, me cubría hasta el ombligo. Entonces, corté las cebollas a cuartos y fui exprimiéndolas con las manos, y pasé a ser un ingrediente más en un caldo de cebolla. En esa situación, la cebolla tuvo el efecto de drenar las toxinas presentes en las vías urinarias. La habitación y el baño olieron tremendamente a cebolla después. Lo tuve que hacer en varias ocasiones; era lo que se llama un *baño de asiento*.

Además del tratamiento de la «infusión de cebolla en la bañera», tomé dos o tres veces al día un **zumo de limón con un poco de miel**. A esta combinación le añadía agua, hasta llenar el vaso.

Con esos dos remedios, la cistitis remitió en el plazo de un día y medio o dos días.

El zumo de limón es un gran antibiótico y acidifica ligeramente la orina en la vejiga. Una vez eliminadas las bacterias dañinas, la vejiga recupera su pH y su estado natural. Es muy recomendable tomarlo utilizando una pajita, porque el consumo frecuente de zumo de limón puede desgastar el esmalte dental. Como he dicho, le añadí un poco de miel, para endulzarlo; cuando lo hagas, procura que sea miel cruda. Es decir, no le añadas una miel de supermercado de origen desconocido, sino una miel auténtica. La buena miel se puede reconocer porque le cuesta disolverse, sobre todo cuando la metemos en agua fría o en un zumo; hay que removerla bastante.

¿Por qué tuve cistitis?

¿A qué se debió esa cistitis repentina? Posiblemente, a que me sirvieron algún producto en mal estado. Como por aquel entonces era vegetariana estricta y en ese hotel tenía pocas opciones, pedí una ensalada, y me sirvieron algo bastante artificial. Parecía que habían vaciado en el plato un bote de zanahoria rallada en conserva, y también había espárragos enlatados y otros ingredientes que no recuerdo. Sospecho de la zanahoria: ¿podía ser que estuviese caducada, o incluso que hubiese óxido en la tapa? ¿Me perjudicó algún conservante?

Los espárragos eran otros candidatos serios a tener la culpa. Estudiando el tema de la cistitis descubrí que nunca hay que comer espárragos si no se conoce su procedencia, pues uno de los entornos en los que crecen son cerca de desagües, o tramos de ríos afectados por desagües, con lo cual es fácil que se contaminen de desechos. Con los berros hay que tener la misma precaución, exactamente por el mismo motivo. Un tercer alimento con el que hay que tener precaución son los tomates: no conviene comerlos cuando aún están verdes; deben estar totalmente rojos, maduros. Los espárragos y los berros pueden provocar cistitis si están contaminados por los motivos expuestos, y los tomates si están verdes.

Recursos caseros para la cistitis

Si estamos en casa, contamos con más recursos para hacer frente a la cistitis. En este contexto, seguramente no exprimirás cebollas directamente en la bañera, sino que preferirás hacer una **infusión de cebolla** en la cocina: calienta agua en una olla, échale cebolla rallada o muy cortada, tapa la olla durante un rato, cuela la cebolla y ya tienes la infusión, la cual echarás en la bañera o en el barreño que vayas a utilizar. El agua debe cubrirte hasta el ombligo.

Otra buena opción para la cistitis es tomar baños de asiento habiendo añadido unas gotas de **aceite esencial de árbol del té** al agua, junto con sal marina.

Asimismo, es recomendable consumir **caldo de cebolla** y tomar más **vitamina C**. Además, las hojas de **gayuba** (ver página 131) (*Arctostaphylos uva-ursi* en latín) son consideradas el mejor suplemento alimenticio en el tratamiento de las vías urinarias. Cuando tengas los primeros síntomas de cistitis o dificultad a la hora de orinar, acompañados de dolor o no, o tengas ganas de orinar a menudo, toma gayuba, y es posible que el proceso de cistitis se vea frenado. Puede tomarse en cápsulas, en comprimidos o como infusión.

El jugo más reconocido por su efecto sobre la vejiga en casos de cistitis, sobre todo si el problema se presenta de forma repetida, es el de **arándanos** (ver página 137). Es sumamente áspero, y así debe ser. No hay que comprarlo nunca endulzado; si tiene un sabor dulce es porque se le ha añadido azúcar o algún tipo de edulcorante, y no tendrá lugar el efecto deseado.

La ventaja del jugo de arándanos es que es capaz de bañar todos los rincones de la pared interior de la vejiga. Esta pared tiene el aspecto de una alfombra de pelo largo y forma pliegues. Cuando tomas vitamina C o zumo de limón, las partes que sobresalen se ven rápidamente afectadas, pero el beneficio no llega al interior de los pliegues; sin embargo, el jugo de arándanos tiene la capacidad de meterse a fondo en todos los rincones, de modo que los deja bien limpios de bacterias.

El protocolo médico para la cistitis común es la toma de antibióticos. Sabemos que estos harán su función, pero también es sabido que el consumo continuado de antibióticos acaba con la flora intestinal, la cual mantiene las defensas altas y fuertes frente a futuras infecciones potenciales. Por eso es muy necesario repoblar la flora intestinal después de tomar este tipo de medicamentos, por medio de suplementos como el **acidófilus** más **bífidus**. Se pueden incluir en la dieta yogures naturales que tengan acidófilus y bífidus activos (normalmente, esto viene indicado en la etiqueta), pero además, para lograr un mayor efecto, recomiendo tomar también un probiótico natural. El uso de aceites esenciales de grado terapéutico también sería muy apropiado en estos casos, especialmente el de **limón**.

Hasta ahora he hablado del tratamiento de la cistitis, pero ¿puede prevenirse? Pues sí, con el **vinagre de sidra**[*] y el **sello de oro**.

* Descubre cómo en el capítulo 22, página 151.

CANDIDIASIS

La proliferación de la cándida

La *Candida albicans* es una levadura que normalmente se encuentra en la cavidad bucal, en el tracto digestivo y en la vagina. Cumple su función en el organismo (contribuye a la digestión de los azúcares, entre otras cosas), pero a veces prolifera en exceso, adopta forma micelial (arraiga como hongo) y da lugar a la patología conocida como candidiasis.

La candidiasis propiamente dicha va precedida pues de la proliferación de la levadura; es el resultado de un proceso. El desencadenante del proceso son los malos hábitos alimentarios y otros, como el consumo de alcohol o tabaco; también el consumo de distintos tipos de fármacos: antibióticos, antiinflamatorios, corticoides, inmunosupresores, la píldora anticonceptiva... La ropa interior también puede tener su papel en la candidiasis.[*]

Cuando la flora intestinal se ve afectada negativamente por uno o más de estos factores, se produce una disbiosis, es decir, un desequilibrio en dicha flora, en perjuicio de los microorganismos beneficiosos. Por ejemplo, un antibiótico puede acabar con todas las bacterias benignas del intestino, y si no pueden reponerse esas colonias, las bacterias patógenas o no benignas se extienden por todo el intestino y pueblan las paredes intestinales, e impiden que la flora bacteriana amistosa pueda ocupar ese lugar.

La levadura cándida, que en sí no es patógena, pasa a serlo cuando se extiende en detrimento de otra microflora. Ello provoca una bajada de las defensas y la persona pasa a estar más vulnerable frente a los virus y las bacterias causantes de enfermedades. Por ello es importante, tras tomar determinados fármacos, repoblar la flora intestinal beneficiosa, como indicaba en el capítulo anterior.

Cuando la cándida empieza a proliferar demasiado, hasta el punto de volverse sistémica (es decir, hasta el punto de estar presente en todo el organismo), se van manifestando varios síntomas. Algunos de ellos pueden confundirse con síntomas gastrointestinales o problemas del intestino grueso: hinchazón, espasmos, meteorismos, flatulencias, alternancia de diarrea y estreñimiento... Otras manifestaciones son un deseo insaciable de comer azúcar o pan o de ingerir bebidas alcohólicas, dolor de cabeza, insomnio, irritabilidad, incapacidad para concentrarse,

---

[*] Consulta el apartado «Tóxicos en productos para la higiene y la cosmética», en el capítulo 1, página 28.

variaciones frecuentes del estado de ánimo, mareos, dispepsia, mucosidad en las heces, sequedad de boca, mal aliento, inflamación de las articulaciones, congestión o secreción nasal, tos, sensación de quemazón en los ojos o lagrimeo, dolor de oídos y menor audición.

Cuando la cándida arraiga como hongo, hay un picor intenso en la zona, en el caso de candidiasis vaginal. También aparecen aftas bucales. Entonces hay que recurrir a un antifúngico... ¡y tener en cuenta los óvulos vaginales «receta Suzanne Powell»! (ver página 140).[*]

SUPLEMENTOS ANTIFÚNGICOS

Uno de los mejores antifúngicos naturales, que se puede incorporar a la dieta diaria, es el **ajo crudo**. Puedes tomarlo en su forma natural o bien macerarlo en tu aceite de mesa de uso habitual. En este caso, las propiedades antifúngicas del ajo quedarán incorporadas al aceite.[**]

Un suplemento nutricional útil para combatir el hongo de la cándida es el ácido caprílico; de hecho, se comercializa principalmente con esta finalidad. El ácido caprílico se obtiene del coco. Su sabor es muy intenso, y su acción también lo es.

Otro suplemento nutricional efectivo, antifúngico, es la hierba *pau d'arco* o lapacho (ver página 136). Normalmente está disponible en cápsulas o en comprimidos, según la marca. Otra hierba antifúngica muy popular es el **sello de oro**.

---

[*] Ver el apartado «La candidiasis vaginal», más adelante.
[**] Para los detalles relativos a la maceración y para ideas sobre el uso del ajo en su estado natural, consulta el capítulo 15, página 114.

Existen también **aceites esenciales** antifúngicos. El de **orégano** es el más destacado, y el de **romero** también es útil a estos efectos. Hay que tener en cuenta que estos dos aceites son sumamente fuertes; no se pueden tomar de forma directa por vía oral. Hay que mezclarlos con un aceite de base en una cápsula. Para ello se pone el aceite de base en la cápsula y a continuación se le añade una gota del aceite antifúngico (el de orégano o el de romero). El aceite de base puede ser aceite de coco en su estado líquido, de almendras, de oliva o cualquier otro aceite vegetal que usaríamos en la cocina, preferiblemente biológico y no refinado.

LA ALIMENTACIÓN

Siempre es mejor prevenir que curar, y para mantener el equilibrio de la flora intestinal que impedirá la excesiva proliferación de las cándidas será necesario atender a la alimentación. Los malos hábitos alimentarios que fomentan la candidiasis son el abuso de azúcares, de carnes, de cereales refinados (pan blanco, harinas blancas) y de arroz blanco, junto con la falta de verduras, frutas y hortalizas. La cándida se alimenta de azúcares fácilmente disponibles; hay que tenerlo en cuenta en la prevención, y de forma mucho más rigurosa en la cura.

En caso de candidiasis, debe seguirse una dieta muy estricta. La persona que padece exceso de cándidas tiene un gran antojo de dulce, pero justamente debe evitar lo máximo posible los azúcares. No solo hay que prescindir del azúcar propiamente dicho, sino también de las harinas refinadas (que se convierten rápidamente en glucosa) y de las frutas dulces. Ejemplos de frutas dulces que conviene evitar son sobre todo las uvas, el melón, los plátanos, los higos, etc.

En cuanto a la exclusión de las harinas refinadas, implicará prescindir del pan blanco y del pan en general. Estos productos no deben evitarse solamente a causa de la harina refinada, sino también a causa de la levadura de panadería. No debe consumirse nada que contenga esta levadura, porque este componente facilita también la proliferación de las cándidas.

Asimismo, hay que evitar los encurtidos, el vinagre, el alcohol, los champiñones y las setas, con la excepción del *shiitake* (ver página 133), que es una seta medicinal valiosa que tiene un efecto antifúngico, curiosamente. También la levadura de cerveza orgánica o biológica puede ser beneficiosa, contrariamente a lo que uno pudiera imaginar, pues aporta proteína de alta calidad. Eso sí, la marca debe ser de total confianza. ¡Lo digo por experiencia! Prosiguiendo con la lista de alimentos que se deben evitar, conviene prescindir de los quesos, los frutos secos (sobre todo los cacahuetes, que tienen un moho invisible, las aflatoxinas), la leche y sus derivados. Sí pueden consumirse yogures naturales biológicos; son preferibles los elaborados a partir de la leche de cabra.

La ventaja de la leche de cabra

La producción de la leche de vaca es forzada más allá de lo que es natural, y las ubres de estos mamíferos contraen mastitis en muchos casos, que es combatida con antibióticos, los cuales acaban indirectamente en la leche que consumimos y que también es utilizada para elaborar los productos lácteos. El problema es mucho menor en el caso de la leche de cabra, porque su producción está mucho menos industrializada que la de vaca; normalmente, está en manos de pequeños productores que trabajan de forma más artesanal.

Y ¿qué se puede comer? Verduras y hortalizas (cebolla, mucho ajo, legumbres), pescado, aves de corral, carne y granos integrales. Los vegetales azufrados, como la coliflor, las coles de Bruselas, la col y el brócoli, constituyen un gran apoyo para el hígado en caso de candidiasis.

Si quieres tomar arroz, que sea integral, por su contenido en fibra. ¡No comas arroz blanco!

En cuanto a las frutas, conviene consumir las menos dulces. Manzanas, peras, papayas, kiwis, arándanos, cerezas, frutos de baya y cítricos (naranjas, mandarinas, pomelos y limones) son adecuadas. No es recomendable tomar las frutas como zumo, sino comer la pieza entera. Por ejemplo, si te haces un zumo de naranja por la mañana, el contenido de fructosa de varias naranjas va a pasar rápidamente al torrente sanguíneo. Esa fructosa se convertirá en glucosa, y las cándidas estarán encantadas; se darán un festín. En cambio, si tomas una o dos naranjas a gajos, el consumo es más lento y el ritmo de la quema de su azúcar va más acorde con el ritmo de su ingesta; además aportas fibra, que ralentiza el paso del azúcar a la sangre. Es importante tomar fruta en ayunas para facilitar el tránsito intestinal. Las manzanas y las peras (no muy dulces) y las papayas son apropiadas para comer como postre, también.

Además, toma **pectina** o *psyllium* (ver página 136), por su elevadísimo contenido en fibra. Sería aconsejable que tomaras una cucharada sopera por la noche antes de acostarte, una vez hayas hecho la digestión, diluida en bastante líquido, para que sea transportada con facilidad durante la noche y limpie el intestino.

Como aderezo para las ensaladas y como complemento de los jugos vegetales, consume libremente **ajo** y **jengibre**. La **canela** puede ser ideal como antifúngico natural para añadir a los yogures o los copos de avena; y puedes usar libremente hierbas aromáticas como **orégano** y **romero**, que tienen acción antifúngica, en el aderezo de verduras, legumbres y cereales. Utiliza **cúrcuma** (ver página 135) en abundancia; también tiene un efecto antifúngico.

Después de unas semanas de aplicar el protocolo para la candidiasis, las cándidas empiezan a morir, y ello provoca que estén circulando por el organismo pequeños «cadáveres» del hongo, lo cual produce una sensación de malestar. Es entonces cuando las personas desisten del tratamiento, diciendo que se sienten peor que antes. Pero es un muy mal momento para abandonar, ¡porque las cosas están yendo bien! Se está experimentando la conocida como **reacción de Herxheimer**.

Para acelerar el proceso, conviene aportar fibra hidrosoluble al organismo, por medio del *psyllium* por ejemplo. De esta manera, los restos de cándidas serán expulsados con mayor rapidez del organismo; la reacción de Herxheimer durará menos tiempo e incluso, tal vez, será casi imperceptible para la persona. Para evitar los efectos secundarios de esta reacción, acude al **cardo mariano**.

La candidiasis vaginal

En la mujer, las partes íntimas son el ambiente perfecto para la proliferación de las cándidas, a causa de la humedad y el calor. Cuando el ambiente de la vagina se vuelve demasiado alcalino, proliferan todavía más.* Se manifiestan picores en la zona, hinchazón y la sensación de tener cristales clavados en la vulva e incluso dentro de la misma vagina. Es entonces cuando la mujer acude al ginecólogo, que le va a recetar uno o más antifúngicos.

En este apartado voy a ofrecer mi propia creación, que recibí en el transcurso de una meditación en un tiempo en que estaba buscando soluciones para todas aquellas mujeres que se quejaban y se quejan de los problemas que les ocasiona la candidiasis vaginal. Estaba haciendo mi meditación habitual para prepararme para acudir a un curso zen y por sorpresa, hacia el final de esa meditación, empecé a recibir imágenes e instrucciones sobre cómo elaborar óvulos vaginales con aceite de coco (ver página 140).

Vi delante de mí un recipiente de cristal alto, que luego interpreté que era una tetera de boca ancha casi cilíndrica. En su interior colgaba, de la tapa y sin llegar a tocar el fondo del recipiente, un guante de látex de tamaño pequeño (correspondiente a una mano fina) y se

---

* Es bueno hacer baños con vinagre de sidra de vez en cuando para conservar el medio lo suficientemente ácido.

metía, dentro de cada dedo del guante, hasta la mitad de cada uno, **aceite de coco** en estado líquido. Este aceite se vertía a través de un embudo de cocina y posteriormente se dejaba caer una gota de **aceite esencial de árbol del té** en cada dedo.

Después se sacaba el guante y se ataba por la parte superior, dejando los dedos colgando, y se removía cada dedo para asegurar la correcta mezcla del aceite de árbol del té con el aceite de coco.

A continuación, el guante era colgado de una de las bandejas de la puerta del frigorífico con la ayuda de una pinza de la ropa; es decir, quedaba colgando dentro de la nevera. Se cerraba la puerta y al cabo de unas horas el aceite se había solidificado, se cortaba el guante y se echaban los óvulos de aceite dentro de un recipiente de cristal; este se cerraba con una tapa, se le pegaba una etiqueta de «no comer» y se guardaba en el frigorífico.

Para usar el producto se sacaba un óvulo del recipiente y se dejaba a temperatura ambiente durante cinco o diez minutos para que no estuviese tan frío. El destino final del óvulo era la vagina, en la cual se insertaba por la noche, en el momento de acostarse. Por supuesto, había que ponerse una compresa para protegerse de los posibles escapes a medida que el aceite se fuese derritiendo durante la noche.

Habría que insertar un óvulo por noche durante tres noches, y para la cuarta lo ideal sería tener preparado un óvulo con aceite de coco y **acidófilus** (sin el aceite de árbol del té). Se trataría de acidófilus en cápsula; se puede comprar en farmacias o tiendas de productos naturales. El contenido de una cápsula se repartiría entre los cinco dedos de un guante para hacer cinco óvulos de este tipo; se utilizaría uno y los otros cuatro permanecerían guardados en un frasco, en la nevera, para próximas ocasiones.

La finalidad del óvulo con acidófilus sería repoblar la flora vaginal; se recuperaría el pH ligeramente ácido de la vagina y se prevendrían así futuras candidiasis.

Hay que hacer una **advertencia**: si la mujer padece candidiasis vaginal, es muy importante que su pareja también se trate. Ella utilizaría los óvulos y puede usar el mismo aceite de coco mezclado con aceite de árbol del té para que su pareja lo aplique también en sus partes íntimas o aproveche la lubricación del óvulo para hacer el amor, en el lapso de esas tres noches. Si el miembro del hombre no recibe el tratamiento del aceite, las cándidas permanecerán inactivas debajo de la piel de esta parte íntima, y volverán a infectar a la compañera al hacer el amor.

PROBLEMAS Y AFECCIONES EN EL TRACTO GASTROINTESTINAL

La fitoterapia obra maravillas en el aparato digestivo y excretor. Existen recursos tan antiguos, tan efectivos y de acción tan rápida que, en mi opinión, nunca deberían faltar según qué remedios naturales en tu botica, sea en la despensa o en un armario tipo botiquín. Ten tu reserva de aceites esenciales y también suplementos herbales en forma de extractos estandarizados por potencia.*

Diarrea

El **sello de oro** (*Hydrastis canadensis*) es el antidiarreico por excelencia, por su capacidad antimicrobiana de muy amplio espectro, y lo ha demostrado en los estudios científicos dedicados al tratamiento de la diarrea.

---

* Complementa lo que se dice en este capítulo con la información relativa al cardo mariano (capítulo 17, página 119).

Para «cortar» la diarrea, lo adecuado es el **polvo de algarroba** (ver página 133). Lo puedes disolver en una leche vegetal (la de arroz por ejemplo); verás que obtienes una bebida con sabor a chocolate, porque la algarroba sabe a cacao, si bien no tiene su efecto estimulante. La algarroba es muy astringente, y por eso es muy apropiada en caso de diarrea.

Estreñimiento
Ponte en cuclillas ¡y no te preocupes!

Para el estreñimiento, recomiendo incluir hortalizas frescas (que no falte la **remolacha**) en todas las comidas, sobre todo en las cenas. Y para facilitar la expulsión de las heces, lo mejor es ponerse en cuclillas. Puedes proceder así: al levantarte por la mañana, toma un vaso o una taza de agua tibia, o bien un té o una infusión que hayas preparado la noche anterior y hayas dejado en un termo cerrado sobre la mesita de noche. Ponte en cuclillas y tómate esta bebida, y deja que el intestino se vaya recolocando. Mientras tanto, agarra un libro, una revista o el teléfono móvil; la cuestión es distraer la mente y no estar pensando en la evacuación, porque esta preocupación bloquea el proceso. Al cabo de quince minutos, más o menos, ya habrás evacuado, y así empezarás el día con una sensación de ligereza y felicidad. Al fin y al cabo, ir de vientre es uno de los cuatro placeres de la vida; los otros tres ya sabemos cuáles son: comer y beber, dormir y hacer el amor.

Es importante tomar ese té, esa infusión o esa agua tibia en ayunas, porque eso ayudará a eliminar todo el lastre de desechos que haya en el intestino. El mero hecho de aportarle una bebida caliente despierta el intestino y activa la evacuación; de paso, se limpian las vías urinarias. También puedes añadir un poco de miel cruda a tu bebida, pues tiene un efecto laxante.

El **vinagre de sidra** y el *psyllium* son otros recursos apropiados para facilitar la evacuación del intestino.

Aparte de lo mencionado, si hay estreñimiento es preciso buscar la raíz del problema. Y puede encontrarse, en buena medida, en el sedentarismo.

¿Te mueves lo suficiente?

El uso y abuso de la tecnología está fomentando un estilo de vida más sedentario que en épocas anteriores. Es muy habitual permanecer sentado durante una gran cantidad de horas, sin levantarse para nada y sin darse tan siquiera cuenta de todo el tiempo que ha pasado. Este sedentarismo agudiza la falta de buenos hábitos en cuanto a hacer ejercicio, acudir a la naturaleza, salir a que nos dé la luz del sol. De hecho, hay muchas personas que son adictas a las nuevas tecnologías y están expuestas todo el rato a la luz artificial de las pantallas, lo cual afecta no solo al sistema digestivo sino también al sistema cardiovascular, a la vista y al ciclo del sueño (esta sobreexposición fomenta el insomnio).

Si por trabajo, por tus estudios o por placer estás muchas horas delante de una pantalla, disciplínate y levántate cada media hora más o menos; muévete y mira el horizonte. Este es un buen hábito para la vista, para que los ojos no se cansen ni se acostumbren a mirar solamente de cerca.

Camina un poco, flexiona las piernas unas cuantas veces, sube y baja escaleras o móntate en un aparato de hacer ejercicio (una bicicleta estática o elíptica, o un aparato como el que describo en el capítulo 13, por ejemplo) (ver página 132), aunque sea durante cinco minutos cada media hora. Ello estimulará la circulación sanguínea y facilitará el tránsito intestinal. Adquiere también el buen hábito de sentarte en cuclillas, o sentarte en cuclillas y levantarte varias veces, para ejercitar los músculos del abdomen y el suelo pélvico.

Otro de los motivos del estreñimiento hoy en día es la candidiasis. Para ver cómo puedes tratarla, consulta el capítulo 6, página 61.

El estreñimiento del viajero

Quiero referirme ahora a un tipo específico de estreñimiento al que se enfrentan muchas personas, el estreñimiento del viajero. Los viajes largos obligan a permanecer sentado durante muchas horas, con poca posibilidad de movimiento, y el ritmo intestinal se ve alterado. Para evitarlo puedes consumir, durante el viaje, pan integral, pasta integral, arroz integral y otros cereales integrales. Así te resultará mucho más fácil mantener un buen ritmo intestinal. Por otra parte, cuando me voy de viaje acostumbro a llevar conmigo **semillas de lino, semillas de chía** y **copos finos de avena** (ver página 133) y muchas veces algún **probiótico**, como acidófilus más bífidus. Así me aseguro de que voy a ir de vientre todos los días, coma lo que coma.

La forma de proceder con estos ingredientes puede ser la siguiente (es como yo lo hago): para empezar, recomiendo tomar un zumo de alguna fruta de temporada por la mañana. Por ejemplo, en el momento de escribir estas líneas es el final del invierno, y el zumo de naranja sería apropiado. Tras beber el zumo, espera media hora a tomar la siguiente combinación: en un cuenco, pon de dos a cuatro cucharadas soperas rasas de copos de avena, una cucharada sopera de semillas de lino y otra de semillas de chía y añade leche vegetal, de modo que cubra todo ello dos o tres dedos. A mí me gusta especialmente mezclar leche de arroz con leche de coco; pero también puedes utilizar leche de soja, de almendras, de avena o de cualquier otro cereal que tengas a mano. A continuación, añádele la cápsula del probiótico (acidófilus más bífidus) y espera entre cinco y siete minutos, a que la avena se haya hinchado. Los copos deben ser finos, porque son los que no requieren cocción. Si pusieses copos gruesos, estarían más duros y deberías cocinarlos; si no hicieses esto, no se desharían con facilidad al masticar y deberías ensalivar muchísimo.

Los copos hinchados incrementan el volumen de las heces en el intestino grueso, lo cual facilita el movimiento intestinal y la evacuación. En cuanto a las semillas de lino y chía, se forma una especie de gelatina a su alrededor cuando están en remojo, la cual da lugar a un entorno resbaladizo en el intestino que facilita el tránsito del bolo alimenticio y su expulsión final.

Cuando viajo a América, una vez que llego al destino procuro siempre encontrar papaya, pitaya (después hablo de ella), naranjas, mandarinas y ciruelas, que son frutas muy adecuadas para laxar el intestino (es decir, para poder ir bien de vientre). Es muy importante comer frutas propias del país de destino cuando se viaja; por ejemplo, en

América hay unas bacterias, unos virus y **unos parásitos** distintos de los existentes en Europa, y **las frutas de los árboles** del lugar tienen los componentes que **permiten** prevenir sus efectos en el cuerpo humano. Y es **muy interesante** comer las pepitas, sobre todo si se **cambia de latitud**.

Por ejemplo, si desde la península ibérica **vas a un** país tropical o subtropical de América, **o a las islas Canarias**, es muy bueno que al comer papaya **consumas también** algunas de las semillas que hay en su **interior (unas** pocas), masticándolas bien, aunque tengan **un sabor bastante** extraño o característico. Las pepitas **de la papaya son** pura medicina para el intestino; eliminan los **parásitos y** las bacterias nocivas. Por lo tanto, vale la **pena hacer el** pequeño esfuerzo de ensalivar bien estas **semillas, masticarlas** y tragarlas, aunque solo sea al **principio o al final del** consumo de la fruta.

Estando en Ecuador descubrí lo que **allí llaman** pitahaya (ver página 134), aunque en **otros lugares es conocida** como pitaya: una fruta amarilla con **carne blanquecina**, la más deliciosa que he comido **nunca. Existen** otras variedades cuya piel tiene un color **morado o rosado** intenso, precioso, pero son insípidas. **La pitaya de la que** estoy hablando es dulce y tiene una **textura suave, parecida** a la del melón, y contiene unas pepitas **negras muy** pequeñas y comestibles. Lo increíble es cómo **ayuda a evacuar** el intestino grueso por completo. **Desconocía esa** fruta y fue un gran descubrimiento; sus **propiedades me** sorprendieron muy gratamente. Cuando estuve en **Miami** volví a encontrarla, pero no hay en **abundancia y el** precio es mucho más elevado. En definitiva: **si tienes la**

oportunidad de comer una pitaya (pitahaya) amarilla, lo **vas a recordar** toda tu vida.

HALITOSIS

La **clorofila** es perfecta como tratamiento para la halitosis **(mal** aliento), gracias a la acción de neutralización **de los olores** que ejerce en el estómago y el intestino; se **puede encontrar** en herbolarios como suplemento específico **para la halitosis.** En su defecto, se pueden comprar **cápsulas,** comprimidos o polvo de **chlorella** (ver página **134), que** es igualmente eficaz, por su altísimo contenido en clorofila. Puedes tomar la chlorella directamente o **bien mezclar** el polvo o el contenido de las cápsulas en una **leche vegetal** o en un zumo vegetal.

INFLAMACIÓN DEL INTESTINO

Para desinflamar el intestino y de paso ir eliminando **los tóxicos** acumulados en él, puedes utilizar la hoja del **aloe vera (en el** capítulo 23 explico de qué forma, página 155).

La **uña de gato** es una planta trepadora originaria de **Perú que tiene** un efecto antiinflamatorio en todo el intestino. Hace treinta años tuve una **hernia de hiato**; leí un **estudio científico** sobre la acción de un gramo de uña de **gato y tomé** un comprimido en ayunas durante un mes. La **hernia desa**pareció para siempre.

Por sus propiedades de desinflamación del intestino, **te recomiendo** acudir al **jengibre** y a la **cúrcuma** en combinación **con la bromelina de la piña,** un proteolítico muy eficaz.[*]

---

[*] **Consulta los** capítulos dedicados a la cúrcuma y el jengibre (18 y 19, páginas **121 y 125);** consulta también el capítulo 21 dedicado al regaliz **(página 149).**

Otros

Espasmos intestinales

Consulta los capítulos dedicados al jengibre, la cúrcuma, el orégano y el regaliz, y el apartado dedicado a la manzanilla en el capítulo 23 (página 157).

Gases

Consulta los capítulos dedicados al jengibre, la cúrcuma, el carbón activado y el regaliz, y el apartado dedicado a la manzanilla en el capítulo 23 (página 157).

Hinchazón abdominal

Consulta los capítulos dedicados al vinagre de sidra, el jengibre y el carbón activado.

Problemas digestivos

Consulta los capítulos dedicados al vinagre de sidra, el jengibre, la cúrcuma, el carbón activado, el regaliz, el aceite esencial de menta y una mezcla fantástica de aceites esenciales (capítulo 34, página 219). Consulta también los apartados dedicados a la manzanilla (página 157) y las vitaminas B (página 160), en el capítulo 23, y los aceites esenciales de jengibre, cardamomo, nuez moscada y pimienta negra, en el capítulo 33 (página 211).

Úlcera gástrica

Toma regaliz desglicirrizado y miel cruda para este problema.

8

DOLOR DE CABEZA Y MIGRAÑA

EL ORIGEN DE TU MIGRAÑA PUEDE SER LO QUE COMES

Muchas veces las migrañas vienen asociadas a la ingesta de ciertas sustancias que pasan por el tracto digestivo y que no asociamos con ella. Por ejemplo, una sustancia llamada tiramina, que contribuye a la migraña, se encuentra en el vino tinto, los quesos, el jamón y los embutidos, o sea, en lo que sería una fiesta francesa típica, compuesta por vino tinto, jamón y queso.

Recomiendo a las personas que padecen migraña que eliminen los productos mencionados de su dieta durante dos o tres semanas, mejor un mes, y que después de ese periodo, si se encuentran bien, introduzcan de nuevo esos productos, hagan una fiesta francesa si quieren, y vean si tiene lugar algún efecto. Por lo general, a quienes padecen migraña les encanta el queso, y cuando les dices que deben o bien prescindir del queso o bien seguir «disfrutando» de su migraña, normalmente no les gusta nada esta noticia. Pero conviene que comprueben si el queso es o no el responsable de su problema. Los productos indicados pueden reintroducirse uno tras otro para ver si es uno en concreto el que provoca la reacción del organismo, o si es el conjunto de todos ellos.

Cuando empecé a practicar el higienismo, recién llegada a España, descubrí que cuando no era fiel a la dieta y no combinaba los alimentos correctamente padecía dolor de cabeza. Esto ocurría porque se producían unas fermentaciones no naturales en mi organismo e incluso putrefacción intestinal. La causa era la mala digestión de las proteínas; tal vez las había combinado con los carbohidratos, lo cual había creado un conflicto dentro del aparato digestivo que exigía que el organismo gastase más energía de lo normal. En consecuencia, dicha putrefacción intestinal generaba una toxicidad que pasaba a incorporarse al torrente sanguíneo y llegaba así a la cabeza, que me dolía. Veía aliviado el dolor de cabeza cuando me hidrataba o cuando tomaba zumos o un «cóctel» de vinagre de sidra* o una infusión de menta. El dolor también se aliviaba cuando comía solo fruta o cuando ayunaba. Tal vez la sensación empeoraba al principio, pero mejoraba tras tomar un baño y, a continuación, enjuagarme las piernas de rodillas hacia abajo con agua muy fría. Así drenaba el calor de la cabeza y lo hacía bajar hasta los pies.

---

* Encontrarás la receta del «cóctel» de vinagre de sidra en el capítulo 22 (página 152).

OTRAS POSIBLES CAUSAS, Y MÁS SOLUCIONES

La fiebre intestinal también puede tener relación con el dolor de cabeza. Aquí tienes una práctica para eliminarla: siéntate en el bidé de cara al grifo y agarra una tacita de plástico, llénala de agua fría y déjala correr, a modo de chorro fino, desde el ombligo hasta los genitales. Este peculiar baño hace reaccionar al cuerpo y estimula la vitalidad. Esta práctica, además de descargar de calor el intestino, puede aliviar el dolor de cabeza.

Otra posible causa de la migraña puede ser la influencia de campos electromagnéticos, sobre todo cuando estamos durmiendo.[*]

Como remedio para el dolor de cabeza, puedes acudir al **tanaceto** o a los **aceites esenciales de menta**, de **lavanda** o de **manzanilla**,[**] o a la combinación de aceites esenciales que se presenta en el capítulo 34 (página 219).

En Oriente hacen la práctica de colgar la cabeza hacia abajo. Si no tienes un aparato en casa que te permita adoptar esta postura, túmbate en la cama y deja que medio cuerpo caiga hacia el suelo, sosteniéndote en la cama desde la cintura hacia abajo. Esto facilitará que la sangre fluya hasta la cabeza. Aunque al principio la sensación sea de pesadez en la cabeza, luego, cuando te vayas incorporando (hazlo despacio), la sangre volverá a correr en sentido descendente.

En Oriente también tienen una práctica curiosa que consiste en dar unos pasos inhalando y exhalando. Los hombres caminan en series de siete pasos: empiezan con

---

[*] Consulta el capítulo 1 (página 23) para más información.
[**] Consulta los capítulos dedicados a estos diversos aceites para ver cómo proceder.

el pie izquierdo, cuentan siete pasos mientras inhalan y en el paso extra retienen el aire. Después empiezan otra serie de siete, durante la cual exhalan el aire. Hacen una retención sin aire en el paso extra y emprenden otra serie de siete, inhalando. Y van caminando así, inhalando y exhalando en series de siete pasos, empezando cada una con el pie izquierdo. Las mujeres hacen lo mismo, con la diferencia de que cuentan nueve pasos en lugar de siete, y empiezan siempre con el pie derecho. Además de ser una práctica que sirve para aliviar el dolor de cabeza, se considera una especie de meditación caminando.[*]

---

[*] Se cuentan siete y nueve pasos, respectivamente, porque el 7 es el número de la creación del hombre, y el 9 el número de la creación de la mujer.

INFECCIONES DE GARGANTA
Y RESPIRATORIAS

¡El jengibre al rescate!

En el capítulo 33 (página 211) hablo de cápsulas vegetales en las que ponemos un aceite de base y una gota o dos del potente aceite esencial de jengibre, para tratar distintos tipos de infecciones y trastornos. Hace poco, he tomado estas cápsulas para combatir una infección de garganta que me provocaba afonía, tos, picor y dolor. Está claro que sufrí esa infección a raíz de unos cambios bruscos de temperatura. Había vuelto de Miami, y en la sala en la que había hablado hacía muchísimo frío (allí ponen muy fuerte el aire acondicionado), y cuando salías a la calle hacía muchísimo calor. Después vino el largo vuelo de regreso a España, el cansancio, el *jet lag*. Además, cuando llegué a Madrid estaba nevando; hacía un frío helado y mucho viento. La suma de todo provocó un bajón de mis defensas, y lo primero que me vino a la cabeza fue el aceite esencial de jengibre. Fue increíble, porque tuve una recuperación fantástica, muy rápida.

Además de tomar las cápsulas, usé también un suplemento de jugo de jengibre, que es, literalmente, jengibre exprimido y metido en un bote pequeño; añadí este suplemento a mis tés, infusiones, sopas y caldos. El jengibre pasó en todas sus formas por mi casa y fue una bendición; la infección desapareció en un santiamén.*

Otros recursos

En ese proceso de desinfección acudí también a la **miel cruda**, en la cual mezclé los **aceites esenciales de jengibre, clavo, menta y limón**; fui tomando cucharaditas de esa mezcla poco a poco, ensalivando bien.

Además, hice algunas gárgaras con **vinagre de sidra** y tomé bastante **ajo**: lo refregué en tostaditas de pan con tomate y aceite de oliva o de coco. Cuando tenía más hambre ponía también aguacate en esas tostaditas, y obtenía así un manjar muy medicinal. Cortaba los dientes de ajo en trocitos muy menudos y los apretaba dentro del aguacate. El ajo, así tomado, contribuyó a liberar la mucosidad de la garganta.

El zumo de **limón**, mezclado con un poquito de miel y agua tibia, es un excelente recurso para ayudar a superar las infecciones de las vías respiratorias. Ya sabes, toma el zumo con una pajita, porque el limón es agresivo para

---

* Ahonda en las utilidades del jengibre y la forma de emplearlo en los capítulos 19 y 33 (páginas 125 y 214).

el esmalte de los dientes. Otra manera de tomar el limón es en forma de aceite esencial. En este caso no hace falta añadir miel, a menos que a uno le apetezca endulzar esa bebida. Tampoco hace falta la pajita, porque el aceite de limón no desgasta el esmalte, al no ser ácido; y es mucho más concentrado, en cuanto a las propiedades, que el zumo de limón.

Consulta, además, el capítulo dedicado al **aceite esencial de menta** en caso de congestión y resfriado, y el capítulo dedicado al **aceite esencial de orégano** y el de **tomillo** si tienes tos y necesitas un expectorante. También pueden irte muy bien el **sello de oro**, el **aceite esencial de árbol del té**, el **aceite esencial de copaiba*** y la **mezcla de aceites esenciales** que se expone en el capítulo 34 (página 219). En caso de bronquitis, puedes acudir al **aceite esencial de clavo**, y el **regaliz** es muy útil en los procesos gripales.

Hay personas que llevan a cabo la práctica higienista consistente en tomar, por la mañana, zumo de limón y uno o dos dientes de ajo y a veces también una cucharada de miel. Para los más valientes puede ser una buena forma de prevenir los catarros, resfriados y gripes invernales. Ahora bien, el olor a ajo se percibe mucho en el aliento de estas personas; ¡hasta su sudor huele a ajo!

---

* Consulta el capítulo 33 para ver cómo proceder con este aceite (página 213).

10

AFECCIONES EN LOS HUESOS Y LAS ARTICULACIONES

ARTROSIS Y ARTRITIS

La artrosis es el desgaste o degeneración de las articulaciones y su origen es la mala alimentación, los malos hábitos de vida, un determinado movimiento efectuado de forma repetida a lo largo de mucho tiempo o un accidente. La artritis es la inflamación de las articulaciones.

Hay un suplemento maravilloso que ayuda a regenerar las articulaciones en el caso de enfermedades tipo artrosis y artritis. Aporta la capacidad de producir líquido sinovial y regenerar el cartílago; por lo tanto, mejora la movilidad. Este suplemento es la glucosamina, y se presenta en forma de **sulfato de glucosamina**. Según los estudios científicos, una cantidad de unos 1.500 mg diarios de este producto tomados a lo largo de dos meses mejora considerablemente la función de las articulaciones.

Por otra parte, el **aceite esencial de copaiba** contribuye a mantener la salud de las articulaciones y la función del cartílago, y el de **clavo** ayuda con la artritis.

También se ha podido determinar que el consumo de verduras solanáceas empeora la movilidad y el funcionamiento de las articulaciones en general, y que si se eliminan estos alimentos de la dieta, o si se restringen bastante, la movilidad de las articulaciones mejora considerablemente. Esos alimentos incluyen las patatas, los tomates, los pimientos y las berenjenas. La planta de tabaco también es una solanácea.

Considera la posibilidad de hacer la dieta del **arroz rojo** durante siete días (capítulo 2, página 41).

OSTEOPOROSIS

El sedentarismo empeora el estado de los huesos, que se vuelven más porosos. Es muy importante la actividad física de impacto; hace falta ejercitar los músculos que se agarran a los huesos para fortalecerlos y densificarlos.

Hay que evitar ciertas bebidas, como los refrescos tipo cola, a causa del ácido fosfórico que contienen. También hay que prescindir del café. Ambos tipos de bebidas acidifican el organismo y eso hace que el cuerpo busque la sal base; utiliza el calcio de los huesos y los dientes para compensar la presencia de ácido con el fin de proteger los órganos vitales que tienen mayor riesgo de verse perjudicados, como el cerebro y el corazón.

Utilizar el calcio como sal base permite alcalinizar el organismo, pero la consecuencia indeseada es la debilitación de los huesos, la osteoporosis. Para impedir la acidificación que es la causa de este uso inapropiado del calcio, evita las bebidas con gas enlatadas y el café, como he mencionado, y los alimentos refinados. Por ejemplo, se dice que el azúcar blanco industrial es el gran ladrón de nutrientes, porque no contiene ninguno. Lo que sí contiene son muchas calorías, y descalcifica por medio de acidificar el organismo; es el equivalente a un veneno para el cuerpo. Te recomiendo que lo evites y lo sustituyas por alimentos y edulcorantes naturales, como las melazas en general, la miel, el sirope de agave, el concentrado de manzana, la estevia y otros.

Otros peligros asociados con el azúcar blanco

Hoy en día sabemos que tenemos muchos motivos para no consumir el azúcar blanco. Uno de ellos es evitar la proliferación de la *Candida albicans*.[*] Este producto es también uno de los que alimentan al cáncer; se ha podido comprobar que los cánceres proliferan en presencia del azúcar.

Hace muchos años que se sabe que el azúcar refinado fomenta la diabetes (una enfermedad progresiva que es muy necesario mantener controlada) así como la obesidad, los trastornos digestivos, los problemas bucales y la hiperactividad, más un larguísimo etcétera.

---

* Consulta el capítulo 6 (página 61).

Para densificar los huesos, además de hacer ejercicio y tener unos buenos hábitos en cuanto al estilo de vida y la nutrición, procura que los alimentos siguientes estén muy presentes en tu dieta: el sésamo, las almendras, el brócoli, los vegetales verdes y los yogures y quesos frescos. Estos últimos es preferible que sean de cabra o de oveja; aunque si no eres alérgico a la leche de vaca, puedes consumir yogures ecológicos o caseros elaborados con este tipo de leche.

En cuanto a suplementos, en el caso de la osteoporosis que afecta a la mujer durante la premenopausia o la menopausia, si se acude a un suplemento de calcio, este debe ser fácilmente asimilable, en forma de quelato o de citrato. Sería bueno tomar una **combinación de calcio, magnesio, boro** y **vitamina D natural**.

CIRCULACIÓN
Y NIVELES SANGUÍNEOS

Niveles de azúcar altos

Los buenos hábitos alimentarios ayudan a mantener a raya los niveles de azúcar. Estos hábitos consisten, entre otras cosas, en tomar suficientes vegetales y alimentos frescos y en procurar que todos los cereales y granos que se consuman sean integrales. En cambio, los niveles de azúcar en la sangre tienden a dispararse con los malos hábitos alimentarios, como puede ser llevar una dieta muy alta en proteína animal, azúcares y harinas refinadas y muy pobre en fibra.

El suplemento natural por excelencia para los problemas de azúcar en sangre es el **cromo**, presentado como cromo quelado o picolinato de cromo.

Hay también otro suplemento, el ácido alfa-lipoico, que controla los niveles de azúcar. A estos efectos, también es adecuada una hierba, la *Gymnema sylvestris*.

La **levadura de cerveza** es muy rica en cromo, además de ser una gran fuente de proteínas y contener muchas vitaminas B, y sería bueno añadirla a la dieta. Llevo unos treinta años consumiendo levadura de cerveza ecológica. Se vende en polvo y en escamas, y la incorporo a muchos platos, a los que dota de un sabor muy agradable: la espolvoreo encima de las ensaladas tras poner el aderezo, sobre las verduras y en sopas, purés, caldos de verduras, consomés y zumos vegetales.

El ejercicio también ayuda a mantener estables los niveles de azúcar en la sangre.

Niveles de colesterol altos

El **ajo** es nuestro mejor aliado para mantener unos niveles de colesterol normales, junto con el **aceite de lino**. Si ya tienes un problema patológico con el colesterol, debes entender que este en sí no es malo, sino que se vuelve peligroso para la salud cuando se oxida. Por eso es importante que consumas los suficientes nutrientes antioxidantes, por ejemplo **vitamina E** o un **complejo antioxidante**. Esas fórmulas se encuentran ya preparadas en tiendas especializadas en medicina ortomolecular, donde pueden encontrarse compuestos especiales para el colesterol, para las cardiopatías o para problemas relacionados con la circulación en general.

Puedes consultar a tu especialista en medicina natural qué es lo que se adapta a ti según el tipo de medicación que estés tomando. Pregúntale sobre la **levadura roja de arroz**, que puede combinarse con otros suplementos dentro de una fórmula especial para el colesterol.

PIERNAS CANSADAS

Muchas personas se quejan de que se les cansan las piernas en los viajes de avión largos. Experimentan pesadez o edemas, o se acentúan sus varices o hemorroides, o se les enfrían los pies... Una de las hierbas que se aconsejan para este tipo de casos es el **castaño de Indias**; es muy recomendable llevar encima este suplemento, o tomarlo varias veces unos días antes del viaje, para prevenir el problema.

Al menos, es aconsejable mantener las piernas elevadas. Tengo costumbre de llevar un pequeño taburete plegable, que me cabe en la maleta de mano, en los viajes largos. Cuando los pasajeros de alrededor están ya acomodados, lo saco y pongo los pies en alto. En otras ocasiones he utilizado la misma maleta de mano para mantener los pies elevados, pero es más incómodo si alguna persona que está a tu lado tiene que entrar y salir para ir al baño; es mucho más fácil plegar el taburete que sacar una maleta de ese espacio. Es un recurso muy práctico. A veces los viajeros se sorprenden, y cuando me ven con el taburete me preguntan dónde lo he comprado, y si es caro o barato; o me dicen que es una idea muy buena, que no se les había ocurrido jamás.

Consulta el capítulo dedicado al aceite esencial de menta para encontrar una fórmula para estimular la circulación sanguínea en las piernas y otra para aplicar en caso de **calambres**. Para las **hemorroides** consulta, en el capítulo 33 (página 213), el apartado dedicado al aceite esencial de copaiba. Por otra parte, el jengibre es un magnífico **tónico vascular**; tenlo muy presente en tu dieta. El *ginkgo biloba* es el más indicado para afectar positivamente a los vasos sanguíneos más pequeños, los capilares.

Complementa la información que se ofrece en este apartado con la lectura del capítulo 3 (página 45).

12

OTRAS ENFERMEDADES, TRASTORNOS Y PROBLEMAS

LA ARTRITIS REUMATOIDE Y OTRAS ENFERMEDADES AUTOINMUNES

La artritis reumatoide es un proceso inflamatorio degenerativo de las articulaciones y los tejidos circundantes. Es una enfermedad autoinmune, como lo son también otras patologías degenerativas, como el lupus, la enfermedad de Crohn y la esclerosis múltiple.

Una de las causas reconocidas de la artritis reumatoide, y de las enfermedades autoinmunes en general, es el consumo del edulcorante artificial aspartamo. Cuando se retira el aspartamo de la dieta, es posible que las personas aquejadas de estas enfermedades vayan recuperando la salud poco a poco, o al menos vayan encontrándose mucho mejor.

El aspartamo se esconde en muchos comestibles, como los chicles y caramelos sin azúcar y todas las bebidas *light* o *diet*. De hecho, hay que mirar con lupa los ingredientes de los productos sospechosos, porque la letra pequeña es tan diminuta que apenas se ve. No debemos dejarnos deslumbrar porque se destaque la presencia de otro edulcorante o aditivo más natural, como puede ser la estevia; el aspartamo puede estar disimulado entre los demás ingredientes.

Para ayudar a modular o equilibrar el sistema inmunitario de las personas que tienen enfermedades autoinmunes en general, uno de los suplementos más conocidos dentro de la medicina ortomolecular es el ácido alfa-lipoico. Además de tener una acción moduladora sobre el sistema inmunitario, también protege el hígado, al ser una sustancia azufrada. Obviamente, siempre hay que consultar con el profesional de la salud o con el médico que esté llevando el protocolo de la enfermedad para saber si pueden encajar según qué suplementos nutricionales, por muy naturales que sean.

Considera, además, la posibilidad de hacer la dieta del arroz rojo durante siete días (capítulo 2, página 41).

Intoxicación y acumulación de toxinas

Descubre el efecto de eliminación de toxinas del cardo mariano, el vinagre de sidra, el regaliz desglicirrizado y el *psyllium* (consulta los capítulos o apartados que les dedico en la tercera parte).

TRASTORNOS HORMONALES EN LA MUJER

Mi planta favorita para los trastornos hormonales de las mujeres, tanto si es el síndrome premenstrual como si tienen relación con la menopausia o la premenopausia, es el *dong quai* (*Angelica sinensis*) (ver página 129). Esta planta me ayudó definitivamente tanto con mis problemas con la regla (calambres, dolores, espasmos) como con mis diversas alergias. Además de tomar el *dong quai*, equilibré la dieta, hice ejercicio y renové todos mis hábitos en favor de una vida saludable; con el conjunto de todas estas medidas, la mayoría de los síntomas fueron remitiendo. Ahora bien, la causa de mis dolores menstruales no era directamente el desequilibrio hormonal, sino el hecho de que usaba tampones convencionales, como he explicado en el capítulo 1.

Por otra parte, el **tanaceto** y el **aceite esencial de tomillo*** son apropiados para aliviar los dolores menstruales.

PROBLEMAS MUSCULARES

Hay varios aceites esenciales que están muy bien para hacer o hacerse un masaje y calmar los dolores musculares. Estos aceites son los de **menta, copaiba, lavanda, clavo, gaulteria, siempreviva, romero, mejorana** y **albahaca**. Elige tres o cuatro de ellos para elaborar la mezcla que se indica a continuación.

Como sustancia de base, pon aceite de coco, de almendras dulces, de sésamo o cualquier otro que sea de tu agrado en un tarro de cristal de 50 ml. Añádele unas gotas

---

* Consulta el capítulo 32 para ver cómo proceder con el aceite esencial de tomillo (página 210).

de los tres o cuatro aceites anteriores que has elegido. Con esa mezcla, frótate la zona afectada, varias veces al día si es necesario.

Este ungüento va muy bien en caso de lesiones deportivas o problemas de ligamentos, esguinces, fracturas, ciática o tensión muscular.

Un compuesto más sencillo, con la misma finalidad, estaría formado por **aceite de árnica** sobre una base de aceite de coco. Añade un poquito de este aceite a una o dos cucharadas de aceite de coco y aplícalo en la zona afectada, dos o tres veces al día. Hay que evitar que esta mezcla (el aceite de árnica, en particular) entre en contacto con una herida abierta.

PROBLEMAS EN LA PIEL[*]

En caso de **cortes**, puedes aplicarte miel cruda.

Tienen un efecto **exfoliante** el vinagre de sidra y los aceites esenciales de pomelo y ciprés mezclados.

Sobre las **heridas**, puedes aplicar miel cruda o aceite esencial de árbol del té.

Si quieres tratar las infecciones causadas por **hongos**, acude al aceite esencial de árbol del té o al de copaiba.

Para las **imperfecciones e infecciones cutáneas** (acné, forúnculos, verrugas, herpes), acude al aceite esencial de árbol del té, al aceite esencial de incienso o al vinagre de sidra.

Para las lesiones cutáneas debidas a **dermatitis**, puedes aplicarte miel cruda.

---

[*] Consulta los capítulos o apartados relativos a los remedios que se mencionan aquí para ver cómo prepararlos o aplicarlos.

Para las **quemaduras,** es fantástico el gel de aloe vera y es buena la miel cruda. También es apropiado el aceite esencial de árbol del té diluido en un aceite vegetal, así como el aceite esencial de lavanda, que ayuda a regenerar la piel en estos casos.

Si sufres un episodio de **reacción** o **irritación en la piel,** comprueba si pueden ayudarte el carbón activado o la manzanilla.

Para las úlceras, descubre lo que puede hacer por ti la miel cruda.

PROBLEMAS RELACIONADOS CON LOS OJOS

En caso de cualquier problema ocular, como conjuntivitis, túmbate y traza un ocho alrededor de los ojos (como dibujando la forma de un antifaz) con **aceite esencial de incienso y de lavanda.**

La **miel** tiene un gran efecto antiinflamatorio alrededor de los ojos, y también para el ojo mismo, en cierta medida. Puede ponerse una gotita de miel en el rinconcito del ojo, donde está el lagrimal; esto alivia mucho cuando hay una sensación de arena en los ojos.

En caso de **conjuntivitis,** pueden aplicarse baños de infusión de **manzanilla** a los ojos (con la ayuda de bañeras oculares), a temperatura ambiente. O puede optarse por hacer los baños con **agua con sal;** son muy limpiadores.

Aunque sea un remedio fuerte, para la conjuntivitis funciona bien una gota de **limón** recién exprimido. Se puede aplicar con un gotero. Escuece muchísimo al principio, y luego la sensación se suaviza. Puede hacerse una vez al día..., pero ¡hay que ser valiente!

13

POSOPERATORIOS

Evitar la acidosis metabólica

En una ocasión me caí patinando en una pista de hielo y me rompí la cadera, lo cual me obligó a pasar dos veces por el quirófano, la segunda de ellas para que me pusiesen una prótesis.

Ante esa situación, era imprescindible que llevase una dieta muy sana para que el organismo estuviese lo más alcalino posible, con el fin de evitar la acidosis metabólica.[*] Cuando uno pasa por ese tipo de intervención, es muy importante que el cuerpo esté funcionando óptimamente para sobrellevarla. No hay más remedio que tomar medicación para evitar infecciones y complicaciones posoperatorias. Una buena alimentación compensará los

_____
[*] Consulta el capítulo 2, dedicado a la alimentación (página 37).

efectos secundarios de dicha medicación y permitirá que la recuperación sea muy rápida. Así fue en mi caso, para asombro de los médicos.

La primera operación me la hicieron enseguida después de caerme, de modo que no pude prepararme para ello en cuanto a la alimentación; pero no fue un problema, porque ya estaba llevando una dieta muy saludable. Gracias a ello, me dieron el alta casi de forma inmediata.

¡Adiós, muletas!

Para la segunda intervención, en la que me pusieron una prótesis de cadera completa, sí tuve tiempo de prepararme, para asegurarme de que la densidad ósea iba a ser la adecuada. Me dejé aconsejar por amigos traumatólogos y me compré una especie de bicicleta con pedales fijos, manillar y sillín, pero sin ruedas (ver página 132). Uno se sienta y pone los pies en los pedales, tira del manillar y presiona con los pies hacia abajo. Entonces, el asiento se eleva y el manillar se acerca al cuerpo, y las piernas se estiran. A continuación, se empuja el manillar y se encogen las piernas, y se va repitiendo el ciclo. El cuerpo va alternando entre una posición semejante a estar sentado y próxima a estar de pie, y muchos músculos se implican en el proceso; trabajan simétricamente los glúteos, los cuádriceps y otros músculos de las piernas, los músculos de los brazos y los músculos abdominales. El resultado fue maravilloso: después de unas semanas en casa, pude abandonar las muletas y caminar de forma simétrica sin cojear.

Se produjo una situación anecdótica. La noche antes de la visita de supervisión al médico soñé que sabía caminar perfectamente sin muletas. En esos momentos, caminaba con la ayuda de una, pero el sueño me animó a prescindir también de ella. Antes de salir de casa me puse a caminar arriba y abajo de los pasillos sin muletas, con la total confianza de que podía hacerlo, quitando la mente de en medio. Cuando llegué a la consulta del médico, me dijo sin tenerlas todas consigo: «Venga, Suzanne, vamos a probar a caminar; vas a soltar la muleta». Y para su asombro empecé a hacer casi marcha militar, de un extremo a otro del despacho. Me dijo: «¡Estás perfecta!, pero no hace falta que hagas marcha militar». Me reí por dentro, pero no le conté lo del sueño.

Sin duda, además del ejercicio en el aparato de pedales fijos y una alimentación cuidada, también jugaron un gran papel, en la rapidez de mi recuperación, mis meditaciones y toques zen. Los que ya me conocéis, sabéis que el curso zen y la práctica del toque zen y el *reset* son importantísimos en mi vida, fundamentales.

¿Aún no has hecho el curso zen?

Si quieres hacer el curso, debes saber que lo impartimos gratuitamente. Basta con que entres en mi blog (http://suzannepowell.blogspot.com.es/) y busques «Compañeros Zen: contactos para Resets y/o Cursos Zen»; ahí podrás encontrar el curso que esté más cerca de ti y que mejor se adapte a tu disponibilidad de días u horarios. En ese enlace encontrarás tanto los que imparto yo personalmente como los que imparten compañeras y compañeros.

Procuramos hacer los cursos en horarios que sean compatibles con la vida familiar, pero si trabajas en esos horarios y los fines de semana, espero que tengas la posibilidad de encontrar un curso en tu periodo de vacaciones.

Después de la operación de la prótesis de cadera

Cuando volví a estar en casa después de que me pusieran la prótesis, procuré mantener alcalino el organismo. De hecho, salí de la operación anémica, pero le dije al médico que «ni transfusión ni chuletón», sino que me iba a reponer lo más rápidamente posible en casa utilizando mis propios remedios.

Tomé muchos zumos de tomate, y también zumos de remolacha roja con zanahoria, apio y manzana; y puse mucha remolacha en las ensaladas. Así me aseguré de reponer el hierro que había perdido durante la operación. Recurrí también a un hierro muy suave, que va unido al aminoácido L-glicina. Se trata de un **bisglicinato de hierro** que no estriñe, que no produce molestias estomacales y que se absorbe con mayor facilidad que el hierro convencional; además, no necesita vitamina C para ser absorbido. En un par de semanas, mi sangre ya estaba perfecta.

También debía asegurarme de llevar una dieta rica en calcio, para lo cual acudí a leches vegetales enriquecidas con calcio (normalmente, el calcio añadido a este tipo de leches procede de algas). Además, tomé almendras crudas, leche de almendras, sésamo tostado y leche de sésamo (ver página 132). Para hacer leche de sésamo, toma un puñado de sésamo, ponlo en agua, bátelo, cuélalo y bébelo enseguida. También son muy ricos en calcio el bró-coli y la col y muchas verduras de hojas verdes, como las acelgas y las espinacas; todos estos alimentos estaban muy presentes en mis menús.

En mi dieta no podía faltar el **cardo mariano** para des-intoxicar el hígado, ni mis tés; el **té verde**, concretamente, es útil para limpiar las vías urinarias. Tampoco podía faltar el **vinagre de sidra**, por su aporte de potasio orgánico y por su eficacia como limpiador, como gran disolvente que es. Facilita en gran medida que se desatasque cualquier tipo de conducto. Siempre que tomo vinagre de sidra obten-go un «chute» de felicidad, porque despeja muchísimo la mente y aporta una sensación de claridad mental.

Por otra parte, tomé bastantes cítricos, que son ricos en vitamina C; como era invierno, disponía de limón, na-ranjas, mandarinas, pomelos... Iba variando mucho, para asegurar un correcto suministro de vitaminas; también para refrescar el intestino y desintoxicarme de los efectos de la medicación que me habían administrado durante la estancia en el hospital.

En cuanto logré prescindir de una muleta, retomé mi trabajo con el aparato de los pedales fijos, para que mi cuerpo se fortaleciese dentro del equilibrio y la simetría. Entre otras cosas, debía tener los glúteos bien fuertes, para que la prótesis de cadera quedase bien estabilizada. Los médicos me aseguraron que tenía que durarme más de treinta años; ¡ojalá sea así!

TERCERA PARTE

RECURSOS BÁSICOS, SUPLEMENTOS Y COMPLEMENTOS

14

EL ACEITE DE COCO

El aceite de coco es el aceite de base por excelencia al que añadir unas pocas gotas de algún aceite esencial con múltiples finalidades, sobre todo de tipo cosmético. Por sí solo, también tiene muchas aplicaciones. Procura que sea ecológico, para que tenga la máxima calidad posible.

Usos cosméticos

El aceite de coco que tengo en el baño lo uso para aplicármelo en la **piel** después de la ducha, para **desmaquillarme** los ojos y la cara, para lubricar el **pelo** y para cuidar las puntas del cabello después del cepillado. Procura no aplicarlo cerca del cuero cabelludo, sino a partir de la mitad de la cabellera hacia abajo.

¿Te queda abombado el cabello después de haberlo lavado y haber utilizado el secador de pelo? Frota un poquito de aceite de coco entre las palmas de las manos, para calentarlo (mezclado con aceite de lavanda si quieres obtener un efecto reparador) y aplícalo en la capa externa del pelo, para acabar con el efecto del abombamiento y, además, nutrir el cabello.

Por otra parte, mucha gente no sabe que el aceite de coco es un **desodorante** natural. A estos efectos, se puede mezclar con un poquito de bicarbonato y, si se quiere, también con unas pocas gotas de un aceite esencial. El de limón y el de lavanda son los más habituales; el de árbol del té también puede usarse, sobre todo si se quiere obtener un efecto bactericida o combatir una infección. Masajea la zona de las axilas con el aceite de coco mezclado con el aceite esencial de tu elección y te habrás aplicado un desodorante totalmente natural, en el que no habrá ni rastro de aluminio ni de las otras sustancias químicas que se incluyen en los desodorantes más habituales.

Hay que destacar el uso del aceite de coco como **lubricante para los labios**; previene las grietas e incluso hidrata cuando los labios están secos debido a la exposición solar, al viento o al frío.

El aceite de coco es un aceite de base adecuado al que añadir unas gotas de aceite esencial de incienso para mantener a raya las **arrugas**.[*]

En el embarazo, se puede utilizar para evitar y prevenir las **estrías**; se puede untar en toda la barriga de la futura madre con total seguridad.

---

[*] Consulta el capítulo 28, dedicado al aceite de incienso (página 187).

Otros usos

Para lavarte los dientes, prepara un platito con bicarbonato y pon aceite de coco en el cepillo de dientes; a continuación, haz que el cepillo entre en contacto con el bicarbonato, para que se pegue cierta cantidad. ¡Y ya tienes una magnífica **pasta dental** natural!

Una práctica para prevenir la **gingivitis** es el *oil pulling*, que consiste en introducir en la boca una cucharada de aceite de coco y hacer enjuagues con él. Hay que mover el aceite durante un largo rato por la boca para que los espacios interdentales queden bien enjuagados y las bacterias bien eliminadas; ese aceite debe escupirse, para no tragar las bacterias. Es una práctica que conviene realizar a primera hora, durante el aseo matutino.

El aceite de coco también sirve como **lubricante natural** en la vida íntima. En este contexto, además tiene un efecto bactericida. Por eso es ideal en los momentos íntimos, sobre todo a partir de la menopausia, cuando puede haber más problemas de sequedad. Así que el aceite de coco es muy beneficioso para tener una vida sexual saludable.[*]

Por otra parte, el aceite de coco debe estar siempre presente en la **cocina**. Puede usarse para freír, para hacer productos de pastelería o para untar en el pan. ¡Está riquísimo y es sanísimo!

---

[*] Para ver cómo puede ayudarte el aceite de coco con la candidiasis vaginal, consulta el apartado relativo a esta infección en el capítulo 6 (página 61).

15

EL AJO

Ya me he referido al ajo en el capítulo 9 (página 83), como alimento que ayuda a liberar la mucosidad de la garganta y como componente de una práctica higienista que puede prevenir los catarros y las gripes invernales. También lo presento en el capítulo 6 (página 61), el dedicado a la candidiasis, como antifúngico natural.

Cuando hablo del ajo como alimento medicinal, me refiero siempre al **ajo crudo**. El ajo cocido o frito sirve para satisfacer el paladar (para proporcionar sabor y aroma a ciertas comidas), pero es en estado crudo cuando tiene propiedades medicinales.

No a todo el mundo le apetece comer ajo, a causa del olor que deja en la boca. Pero te animo a consumirlo; si quieres eliminar ese olor de tu boca, puedes acudir al aceite esencial de menta.[*]

---

[*] Consulta el capítulo 31 para ver cómo proceder (página 201).

En cualquier caso, el ajo crudo puede ingerirse en su forma natural o puede macerarse en aceite. Esta segunda opción es buena si no te gusta el sabor tan intenso del ajo o no quieres que se note que lo has tomado.

EL AJO MACERADO

Puedes añadir dientes de ajo abiertos (cortados en cuatro u ocho tiras por ejemplo) en tu aceitera habitual, para que durante uno o dos días vayan liberando sus componentes medicinales. Así acabas teniendo un ajo macerado rico en ajoenes (que son antifúngicos) y alicina; con ello obtienes los beneficios del ajo, pero evitando su intenso olor. El aceite resultante tiene un sabor riquísimo. Cuando te acostumbras a usar tu aceite habitual con el ajo macerado en su interior para aderezar las ensaladas o las verduras que te sirves, o incluso para cocinar, lo echas de menos cuando estás de viaje y debes conformarte con un aceite de oliva sin ajo.

USOS CULINARIOS

En cuanto al ajo en su forma natural, es riquísimo untado en el pan para hacer bocadillos. También da más sabor a las ensaladas y verduras; puedes echarles ajo picado por encima mezclado con hierbas aromáticas. Puedes incorporarlo a los platos de arroz o de pasta, o echarlo encima de las patatas. O puedes hacer una buena mayonesa de ajo, o un alioli natural, que aporta muchos beneficios, además de que tiene un sabor riquísimo.

El ajo se puede incluir en el gazpacho, o añadir en el último momento a un caldo vegetal. En este caso, conviene incorporarlo justo antes de batir las verduras para convertirlas en una sopa o en un puré: así se aprovechará al máximo el efecto del ajo crudo; si se añadiese un rato antes, se cocería.

El ajo crudo también se puede añadir a salsas destinadas a aderezar ensaladas; por ejemplo, puedes elaborar una salsa compuesta de yogur, cilantro, menta, perejil y ajo.

16

EL CARBÓN ACTIVADO

El carbón activado es un remedio que no debe faltar jamás en nuestra despensa natural. Se suele adquirir como suplemento nutricional en forma de cápsulas (ver página 134).

EFECTOS EN EL TRACTO GASTROINTESTINAL

El carbón activado produce un alivio inmediato en casos de **indigestión** y **reflujo gástrico,** por medio de absorber el exceso de ácidos y gases acumulados. Si tienes **molestias estomacales** por haber comido demasiado o por haber consumido fritos o comestibles que no estaban en condiciones óptimas, te puede ayudar muchísimo tomar un par de cápsulas de carbón activado con un buen vaso de agua o con una infusión de manzanilla y menta.

El carbón activado es conocido sobre todo por su acción en caso de **gases** intestinales; los atrapa y los elimina.

Si tienes tendencia a hincharte, puedes tomar cápsulas de carbón activado hasta tres veces al día. Para prevenir el problema, toma una cápsula con un vaso de agua, más o menos una hora antes de ingerir cualquier alimento que tenga tendencia a producir gases (por ejemplo, las legumbres, las coles de Bruselas, la coliflor y el brócoli). El carbón activado es magnífico como solución para el momento, pero si sueles sufrir la experiencia de **hinchazón** en la zona abdominal debida a la acumulación de gases después de las comidas, debes revisar cómo estás combinando los alimentos[*] y cambiar tus hábitos al respecto por otros más saludables.

OTROS USOS

El carbón activado absorbe los **metales pesados** que tengamos acumulados en el organismo y los expulsa; la chlorella es igualmente útil para ello. Y tiene el mismo efecto con el **alcohol**: si notas que se te ha subido a la cabeza y tienes la sensación de estar en un barco en movimiento, o de que la habitación da vueltas, toma una o dos cápsulas de carbón activado; absorberá el volátil alcohol etílico y la sensación de mareo desaparecerá casi inmediatamente, en un plazo de dos a cinco minutos.

Este producto se puede utilizar para aliviar las molestias en la piel debidas a **picaduras** de insectos (de abeja por ejemplo) e incluso en caso de **reacciones cutáneas** producidas por plantas como la hiedra. Mezcla un poquito de aceite de coco con carbón activado en polvo y aplícalo en la zona afectada.

---

[*] En cuanto a la combinación de los alimentos, consulta mi libro *Alimentación consciente*.

17

EL CARDO MARIANO

Siempre que salgo de viaje llevo conmigo el cardo mariano, por su gran poder **antioxidante, antiinflamatorio** y **protector del hígado**. Si el hígado está sano, es mucho más probable que el cuerpo esté sano.

UN GRAN DESINTOXICANTE

El cardo mariano favorece la **desintoxicación** en general del organismo, y hay que tenerlo siempre en cuenta en los casos de ingesta tóxica, de reacción del organismo frente a alimentos en mal estado y, sobre todo, durante la reacción de Herxheimer de la candidiasis, ya que ayudará a eliminar los efectos secundarios de dicha reacción.

El cardo mariano es perfecto para contrarrestar el mito de que la medicina natural actúa con mucha lentitud.

Si alguien ingiere una seta venenosa como la *Amanita phalloides* y toma un solo comprimido o una sola cápsula de cardo mariano en un plazo de cuarenta y ocho horas, esto puede salvarle la vida.

SI TE PASAS... NO PASES DEL CARDO MARIANO

Los **trastornos digestivos**, el **estreñimiento** y la **diarrea** son, en muchas ocasiones, fruto de abusos en cuanto a la alimentación; son el resultado de tomar demasiados dulces o alcohol, por ejemplo, o de empacharse. En estos casos, siempre está bien tener a mano cardo mariano, preferiblemente como extracto estandarizado, por lo potente que es su contenido en silimarina.[*]

Si quieres comer alimentos que no acostumbran a formar parte de tu dieta en el contexto de una celebración (una boda, una fiesta de cumpleaños, una comida de Navidad o fin de año, etc.), ten cardo mariano muy a mano. Sería preferible que tomases una cápsula o un comprimido antes del inicio de la fiesta y que por la noche, antes de acostarte, tomases otro, para poder descansar y permitir que el hígado haga su función.

---

[*] La silimarina es el extracto de las semillas de cardo mariano.

18

LA CÚRCUMA

La cúrcuma tiene reconocidas científicamente unas ochocientas propiedades, y se puede adquirir bajo varias formas. Se puede tomar en polvo o como suplemento nutricional e incluso se puede masticar el tubérculo, que es similar al jengibre, si bien es mucho más pequeño y presenta múltiples protuberancias (ver página 135).

LA CÚRCUMA EN LA DIETA

Si ingieres el tubérculo de cúrcuma, los dientes y la lengua quedarán teñidos de color azafrán, pero basta con comer una manzana para que desaparezca este efecto.

La cúrcuma se puede incluir en sopas, en potajes o en cocidos, o utilizar en la preparación de verduras. El tubérculo también se puede rallar para incluirlo en ensaladas. Se trata pues de un alimento muy versátil. En algunos países usan la cúrcuma como antioxidante en la elaboración de la mantequilla.

La cúrcuma también se puede incluir en batidos de verduras o frutas; por ejemplo, combina bien con la piña, la manzana, la pera y la remolacha roja para lograr un efecto **antiinflamatorio**.

A los batidos vegetales se puede añadir tanto cúrcuma como jengibre, y así obtenemos un estupendo **tónico digestivo**, que nos servirá para abordar trastornos relacionados con el aparato digestivo y el aparato excretor, como los **espasmos** y los **gases**.

Es muy útil incluir la cúrcuma en la dieta para tratar problemas de infección por bacterias, virus u hongos, sobre todo en caso de **candidiasis**.

Para una mayor eficacia terapéutica

Para que la cúrcuma sea más efectiva desde el punto de vista terapéutico se suele combinar con la **bromelina de la piña**, la enzima que ayuda a transportar la cúrcuma hasta la zona donde más se necesita. Procederemos así para abordar algún tipo de **inflamación** crónica, por ejemplo después de un accidente deportivo o si se sufre **artritis** o **reumatismo**, que son procesos inflamatorios; también en la **hepatitis** o si hay problemas de inflamación del intestino en caso de gastritis. En estos casos se pueden tomar la cúrcuma y la bromelina combinadas; hay suplementos a la venta que mezclan ambas sustancias.

Conviene tomar la cúrcuma más bromelina media hora antes de las comidas; si se tomase con la comida o después de esta, el efecto sería exclusivamente digestivo, no antiinflamatorio.

En caso de úlcera de estómago no conviene incluir la bromelina; habría que tomar la cúrcuma solamente.

Óvulos con cúrcuma (ver página 141)

¿Recuerdas mis óvulos vaginales como tratamiento para la candidiasis (capítulo 6, página 61)? Poco después de la meditación en la que vi esos óvulos y la forma de prepararlos, leí un estudio científico que hablaba del efecto de la cúrcuma sobre el **virus del papiloma humano**. Resulta que cuando este virus está expuesto a la cúrcuma durante un periodo de treinta días, muere. De modo que se me ocurrió la idea de hacer óvulos vaginales añadiendo cúrcuma ecológica en polvo al aceite de coco.

Compré la cúrcuma en cápsulas, para asegurarme de su procedencia, y procedí como siempre, echando aceite de coco hasta la mitad de los dedos del guante e incorporando después el otro ingrediente (que en este caso no era el aceite esencial de árbol del té, sino la cúrcuma), y mezclando bien.

Los óvulos con cúrcuma adquieren un color azafrán intenso. Se trataría de aplicar un óvulo por noche durante treinta noches tomando la precaución de usar una compresa para evitar posibles escapes. No olvides que la cúrcuma mancha mucho; tiñe de color azafrán cualquier cosa con la que entre en contacto.

Sugiero que quien quiera probar con los óvulos de cúrcuma lo haga y posteriormente verifique su estado de salud con su médico y nos facilite los resultados, para que así podamos comprobar la eficacia de este tratamiento.

19

EL JENGIBRE

Soy una fan del jengibre. Tiene un efecto antioxidante, antibiótico, antiinflamatorio y antifúngico. Como remedio, es muy práctico tenerlo a mano en polvo (dentro de cápsulas), como jengibre cristalizado o como caramelo. También me encanta en su forma fresca, que utilizo mucho en la cocina (ver página 135).*

EL JENGIBRE COMO REMEDIO

Además de la cúrcuma o, mejor aún, junto con la cúrcuma, el jengibre es un gran **tónico digestivo**. Con este fin, puede incluirse en zumos de frutas y jugos de vegetales. Tiene una gran capacidad de mejorar el movimiento

---

* Existe además el aceite esencial de jengibre; lo encontrarás en el capítulo 33 (página 214).

peristáltico del intestino cuando pasa el bolo alimenticio, y reducir así los **espasmos** y los **gases**; también es muy útil en caso de indigestión y para tratar la **hinchazón** abdominal y otros síntomas asociados al **síndrome del colon irritable**.

En países de Oriente, el jengibre siempre ha sido muy contemplado para tratar **náuseas** y **vómitos**, es decir, se considera que es un antiemético. Se utiliza para la prevención y el tratamiento de los síntomas mencionados que tienen lugar a causa de una mala digestión, de la quimioterapia, del embarazo, del movimiento del vehículo en los viajes... Si prevés que vas a experimentar náuseas, corta un trocito de jengibre y mantenlo en la boca; deja que repose en la lengua y ve tragando el jugo. O toma algunas cápsulas de jengibre, también con antelación, si puede ser; los caramelos de jengibre y el jengibre cristalizado son otras opciones. Si las náuseas ya se han presentado, toma el jengibre para aliviarlas.

También es adecuado para aliviar la **inflamación de garganta**, la **tos** (sobre todo si es persistente) y la **congestión nasal**. Para ello, puedes mezclar el polvo de jengibre con un poquito de miel, meterlo en la boca y tragarlo poco a poco.

El jengibre es maravilloso para mejorar la circulación, sobre todo si tienes sensación de frío en los pies y las manos. Es un gran **tónico vascular**, porque provoca vasodilatación. De modo que si eres una persona friolera, sería bueno que incluyeses el jengibre en tu dieta con frecuencia.

En los últimos años los investigadores han demostrado que el jengibre puede tener la capacidad de inhibir el crecimiento del **cáncer de piel**; con esta finalidad, puedes probar a aplicarlo tópicamente: rállalo, prepara un pequeño ungüento y aplícalo en la zona afectada.

Usos culinarios

El jengibre fresco no debería faltar en la dieta, incluida la de los niños. Es muy bueno acostumbrarse a su sabor y disfrutar de los enormes beneficios que proporciona en el día a día.

Me gusta mucho incluir el jengibre fresco en todos mis potajes de legumbres; por ejemplo, rallado encima de las legumbres cocidas al vapor. También lo añado a todos mis tés y zumos vegetales y a los purés de verduras, lo troceo muy pequeñito y lo añado a la ensalada, encima del tomate, mezclado con la zanahoria rallada. Y hago aderezos de aceite con jengibre, vinagre de manzana y hierbas aromáticas para las ensaladas.

Me encanta rallar el jengibre y tostarlo ligeramente, y luego espolvorearlo por encima de las patatas y las verduras cocinadas en una sartén (así quedan más crujientes, riquísimas), o encima del tofu hecho a la plancha.

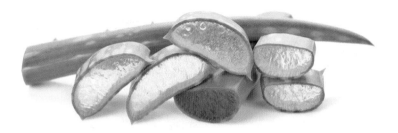

Aloe vera

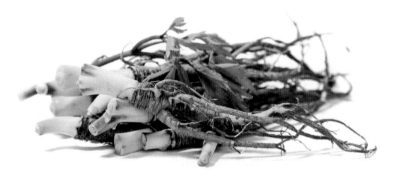

Dong quai

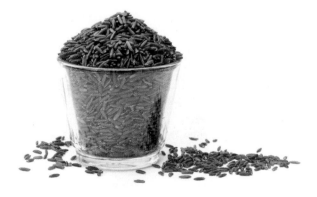

Arroz rojo

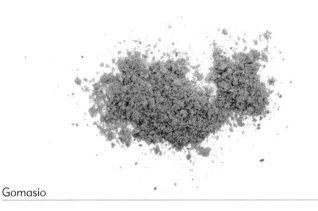

Gomasio

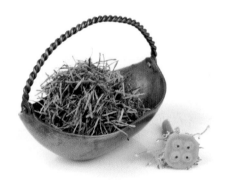

Té de loto

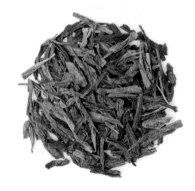

Té bancha

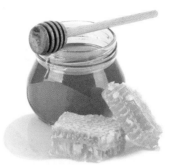

Miel

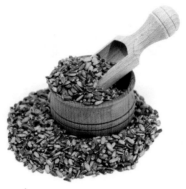

Semillas de cardo mariano

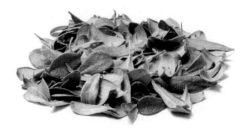

Hojas de gayuba

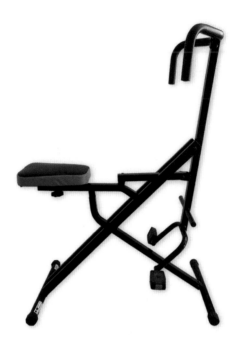

Máquina de ejercicios

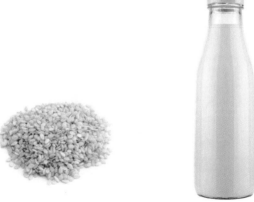

Leche de sésamo (ajonjolí)

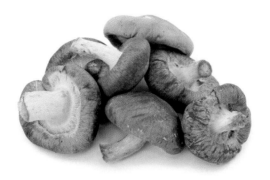

Shiitake

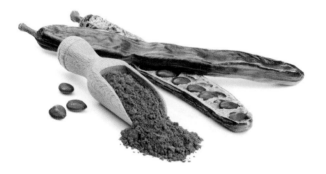

Polvo de algarroba

Copos finos de avena

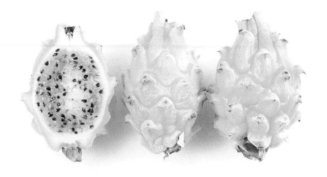

Pitahaya o pitaya amarilla

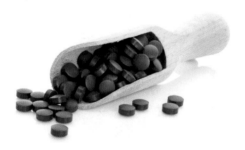

Chlorella

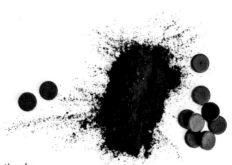

Carbón activado

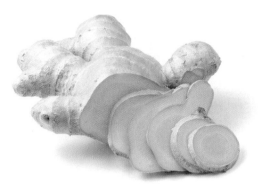

Jengibre

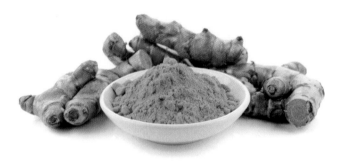

Cúrcuma

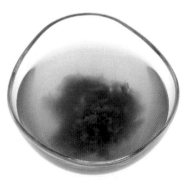

Vinagre con madre

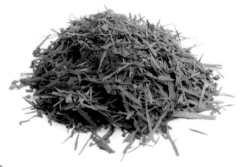

Pau D'Arco

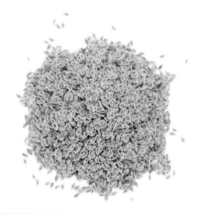

Psyllium

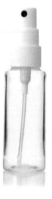

Atomizador de cristal

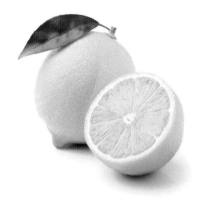

Limón

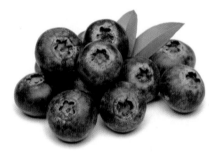

Arándanos

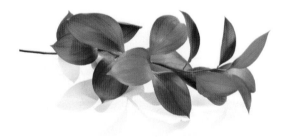

Rusco

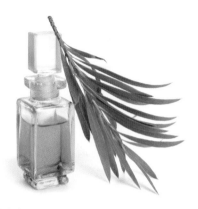

Aceite esencial de árbol del té

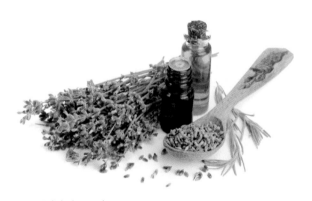

Aceite esencial de lavanda

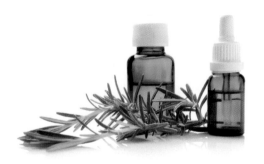

Aceite esencial de romero

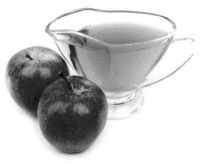

Vinagre de sidra

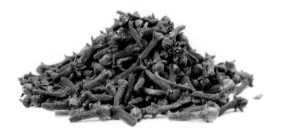

Clavo

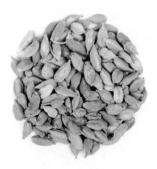

Cardamomo

Proceso de producción de óvulos

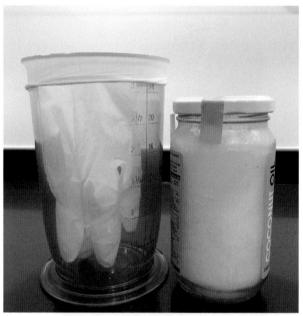

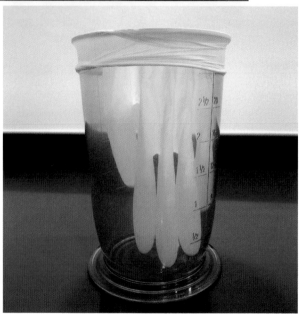

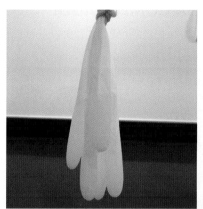

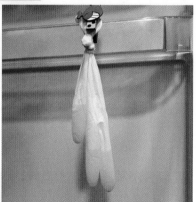

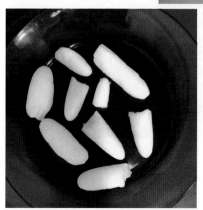

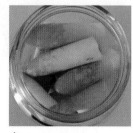

Óvulos de cúrcuma

¡EL CAMBIO HA COMENZADO!

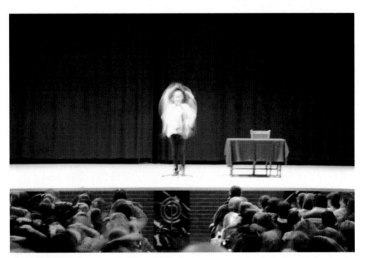

Foto multidimensional tomada por sorpresa por el fotógrafo Alberto Bernárdez en Madrid (España)

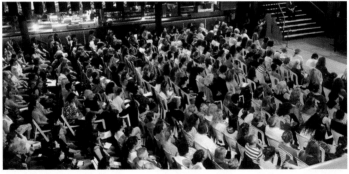

Buenos Aires (Argentina)

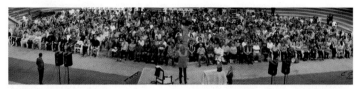

Chihuahua (México)

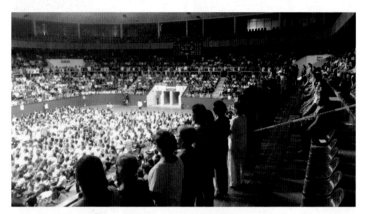

León, Guanajuato (México)

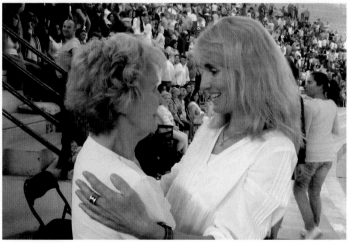

Granada (España)

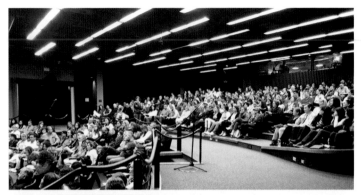

Miami (Estados Unidos)

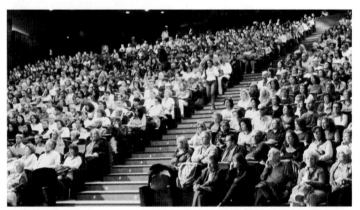

Málaga (España)

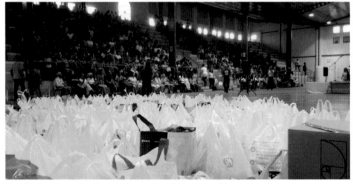

Sevilla con recogida solidaria de alimentos (España)

20

LA MIEL

Cuando hablo de miel en este libro me refiero siempre a la **miel cruda**; no a la miel industrial que venden en los supermercados, que ha sido calentada y carece de enzimas y de principios activos, con lo cual es el equivalente a un azúcar industrial, o casi.

MÁS QUE UN ALIMENTO

Mi hija llegó como un bebé muy grande a este mundo, de modo que tuvieron que practicarme una episiotomía para que pudiese expulsarla, la cual dio lugar a una herida en la vulva a la que le costaba curarse. Estuve un mes esperando que se sanase, sin éxito. Finalmente acudí a la ginecóloga y me dijo que comprase una buena miel y la aplicase en la herida. ¡Fue mano de santo! En cuestión de dos o tres días la herida se cerró, cicatrizó y pasó a ser historia.

Y es que la miel cruda es muy efectiva aplicada sobre los **cortes**, las **heridas infectadas**, las úlceras que aparecen en la piel (las úlceras varicosas por ejemplo), las **quemaduras** y las **lesiones cutáneas** debidas a dermatitis: en lugar de una pomada, se puede poner miel y proteger la zona con una pequeña gasa. La miel es un antimicrobiano natural. Obviamente, en casos graves hay que acudir al médico.

La miel cruda también es útil como remedio para la úlcera gástrica. Y es un buen bálsamo para las **infecciones de garganta y de las vías respiratorias**, y para la **tos**, tomada sola o como base a la que añadir aceites esenciales. En una cucharada de miel cruda, añade una gotita de aceite esencial de limón, de eucalipto o de clavo, e ingiérelo directamente.

La miel cruda tiene un efecto bactericida para la **placa dental**. Póntela en la boca y ensalívala bien; haz enjuagues. Así acabarás con las bacterias que se alojan en las encías y con los problemas que ocasionan.

Consulta, en el capítulo 12 (página 99), qué puede hacer por ti la miel en caso de inflamación en la zona de los ojos.

CONSIDERACIONES

Las cándidas se alimentan de los azúcares, pero a pesar de ello puede tomarse un poco de miel cruda en caso de candidiasis, porque la miel auténtica tiene una propiedad antifúngica.

Si te apetece tomar los tés y las infusiones un poco dulces, no pongas la miel cuando el agua aún esté ardiendo; espera a que se enfríe un poquito, a que esté a una temperatura apta para tomar sin quemarte, porque el agua hirviendo mata las enzimas propias de la miel. Y es importante que la acción enzimática tenga lugar, porque ello facilita la digestión y hace que nos beneficiemos de todas las propiedades de este alimento.

En definitiva, la miel cruda es una sustancia que no debería faltar en la dieta. Solo hay que tener precaución con los niños pequeños; tienen que haber cumplido un año para poder empezar a tomarla.

Si tienes ocasión, recurre a la **miel de manuka** para tratar las heridas y los problemas de salud mencionados anteriormente. Es muy costosa, pero sus propiedades como remedio superan las de las mieles más habituales.

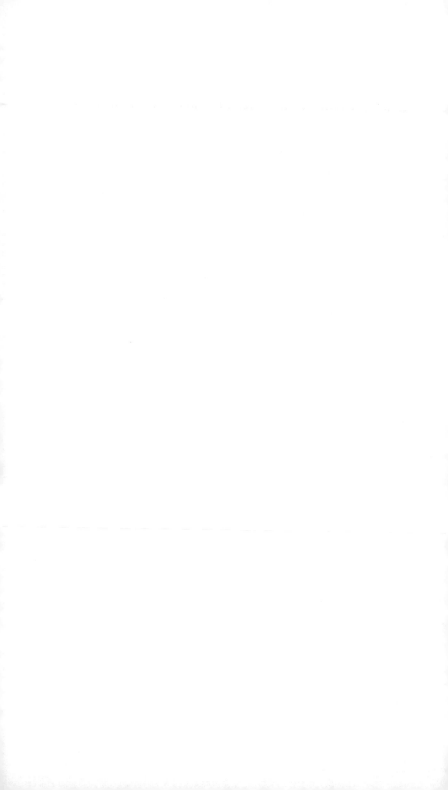

EL REGALIZ

El regaliz es un gran **digestivo** que tiene un sabor dulce muy agradable y además facilita el movimiento peristáltico de los intestinos. Va muy bien para la **dispepsia**, la **gastritis**, la **pirosis** (el molesto reflujo que provoca sensación de ardor en el esófago), la úlcera gástrica y los **espasmos** y **gases intestinales**. El regaliz es conocido por su efecto antiulceroso y antiinflamatorio. Además, es muy útil contra los **procesos gripales** y ayuda a **desintoxicar** el organismo. Mejora la **función hepática** y también ayuda contra las **alergias**.

UTILIZA EL REGALIZ DESGLICIRRIZADO

Conviene tomar el regaliz en forma de **regaliz desglicirrizado**, en que se ha eliminado el ácido glicirrícico, el cual puede hacer subir la tensión.

El regaliz se desaconseja en personas que padecen problemas de hipertensión o que toman medicamentos para la tensión, pero si se quiere obtener un **efecto antiácido** sin acudir a fármacos, el desglicirrizado es una excelente opción. Los medicamentos antiácidos tienen mucho aluminio, que puede acabar almacenado en el cerebro, lo cual es una de las posibles causas del alzhéimer y la demencia.

De hecho, no recomiendo el consumo de regaliz a las personas que estén tomando cualquier tipo de medicación, por si acaso, pero sí pueden tomar con total tranquilidad la versión desglicirrizada. Esta modalidad permite disfrutar de los principios activos del regaliz y ahorrarse los inconvenientes que presenta en su estado natural.

Hay que seguir una pauta a la hora de consumir el regaliz desglicirrizado: no ejerce la función antiácida a menos que mezclemos el contenido del comprimido o de la cápsula con la saliva. Hay que ensalivar bien para romper una determinada molécula, que será lo que producirá el efecto.

22

EL VINAGRE DE SIDRA (MANZANA)

Hay un dicho en inglés que se traduce como «una manzana al día aleja al médico» (suena mejor en el idioma original, porque rima: «*An apple a day keeps the doctor away*»). El vinagre de sidra (o de manzana) tiene tantas aplicaciones que sería maravilloso poderlo incluir en nuestra dieta diaria.

Ahora bien, para que tenga efecto terapéutico, conviene que sea biológico, que tenga la madre (ver página 135). La madre es una especie de «tela» que produce la impresión de que hay una nube en la botella, o una telaraña. Esto significa que este vinagre no ha sido destilado; está en estado de fermento, con lo cual contiene las enzimas, que son lo que da vida al alimento. Es este tipo de vinagre el que nos conviene ingerir e incluso aplicar sobre la piel;[*] en cambio, si queremos utilizar el vinagre de sidra como producto para la limpieza del hogar y otros espacios, sí puede ser destilado.

Para limpiar las vías urinarias

El ácido acético es una sustancia maravillosa que arrastra todas las impurezas cuando lo empleamos para limpiar las vías urinarias. Cuando investigué acerca de la **cistitis**[**] descubrí que el vinagre de sidra es bueno para prevenirla, a causa de esta propiedad. Existe una buena práctica con este fin, que es especialmente pertinente en invierno, cuando comemos menos alimentos crudos y menos frutas que en verano. Agarra un vaso alto y pon en él una o dos cucharadas soperas de vinagre de sidra, una cucharada de miel cruda y acaba de llenar el vaso con agua. En verano puedes poner hielo a este «cóctel» y tomarlo como un refresco; esto te ayudará a permanecer bien hidratado y a refrescar el organismo.

Si tomas esta bebida a primera hora de la mañana, empezarás el día habiendo limpiado los conductos urinarios. La bebida de vinagre de sidra limpia estos conductos de manera semejante a como el ácido clorhídrico (salfumán) limpia las tuberías de nuestra casa: desprende y arrastra los tóxicos que suelen adherirse a las paredes urinarias, de forma inmediata, y nos libera de ellos (es como tirar de la cadena del inodoro).

---

[*] Uno de mis lemas es: «No pongas en tu piel lo que no meterías en tu boca».

[**] Ver el capítulo 5 (página 55).

Otras utilidades del vinagre de sidra, ingerido

Además, el vinagre de sidra tiene un efecto sobre el conjunto del aparato digestivo. Entre otras cosas, facilita la **evacuación** del intestino grueso.

El vinagre de sidra también se puede ingerir para resolver **molestias gastrointestinales**. Pon dos cucharaditas en un vaso de agua y bébelo directamente para acabar con las molestias estomacales provocadas por una mala digestión y, sobre todo, para resolver la **hinchazón**.

Si tienes **problemas de garganta** (afonía, picor, cualquier tipo de tos) puedes hacer gárgaras con vinagre de sidra, tal cual o rebajado con un poquito de agua si lo prefieres. Si lo haces varias veces durante el día, acabarás con el problema.

Este vinagre se puede tomar también para aliviar el **dolor de cabeza**.

Otro gran beneficio del vinagre de sidra es que ayuda a eliminar la **celulitis**, ingerido. Al ser un gran disolvente, va liberando los depósitos de grasa acumulada y facilita la circulación sanguínea, sobre todo de cintura hacia abajo. Otro recurso contra la celulitis es el zumo de piña recién exprimido.

Aplicaciones tópicas

El vinagre de sidra puede aplicarse tópicamente allí donde nos haya **picado un insecto**, y también en caso de **infecciones de la piel**. Con estos fines, ponte un poco de este vinagre directamente en la piel durante diez o quince minutos. Si tienes la piel sensible, puedes diluirlo en agua antes de aplicarlo.

El vinagre de sidra se puede poner sobre el **cuero cabelludo** en el último aclarado al lavar el pelo. También se puede restregar sobre la piel a modo de tónico después de la ducha para conseguir un efecto **exfoliante**. Este es un hábito muy saludable. No te preocupes de que tu cuerpo pueda oler a vinagre; este olor desaparece al poco tiempo.

Además del vinagre de sidra, en el baño tengo siempre aceite de coco para el cuidado de la piel y el cabello.

23

OTROS REMEDIOS
Y SUPLEMENTOS

ALOE VERA

Con fines medicinales (para desinflamar y desintoxicar el intestino, por ejemplo), corta la hoja inferior de la planta, pero no directamente: haz un pequeño corte en la planta, en la parte más cercana a la tierra, y tira de la hoja hacia abajo para que se desprenda de forma natural. Para usar esa hoja hay que pelarla o cortarla de tal forma que solo nos quedemos con la pulpa transparente que contiene. Con fines medicinales, podemos comer trozos de esa pulpa, batirla dentro de un zumo o mezclarla con trozos de fruta. Y ya no con fines medicinales sino por puro placer, podemos meter esos trocitos de pulpa en un vino ecológico y guardarlo en la nevera; la pulpa absorberá el sabor del vino y estará deliciosa.

Procura tener, en tu botiquín para emergencias, **gel de aloe vera**. Va muy bien tener a mano este producto para aplicarlo en caso de **quemaduras** de poca importancia: las producidas por el sol, o la típica quemadura leve que sufrimos mientras estamos cocinando o planchando. Al contener sustancias antibacterianas, este gel puede ayudar a estimular el crecimiento de nuevas células. Si hubiera algún problema dermatológico de fondo, convendría limpiar la zona afectada con agua antes de aplicar el gel.

ÁRNICA

En forma de gel o pomada, la árnica debe estar en todo kit para primeros auxilios. Tiene propiedades **anti-inflamatorias** y promueve la **circulación** sanguínea, así que puede ser muy útil en casos de esguinces, dolores musculares y hematomas. Otra posibilidad es emplear aceite de árnica.* Hay que tener la precaución de no aplicar nunca árnica donde haya una herida abierta.

DONG QUAI

El *dong quai* (*Angelica sinensis*) es una planta que tiene una acción equilibradora sobre las **hormonas femeninas,** los estrógenos sobre todo, y también otras aplicaciones o usos terapéuticos. Uno de los más sorprendentes es su **acción antialérgica**. Lo descubrí casi por casualidad, cuando estaba buscando un remedio para mis terribles calambres, dolores y espasmos menstruales. Empecé a tomar esta hierba, sin mezclarla con ninguna otra ni ningún suplemento, durante los días previos a la menstruación,

---

* Consulta el capítulo 12 para ver cómo proceder con este aceite (página 97).

durante la menstruación y después de esta, y todo mi cuadro de alergias empezó a mejorar, sobre todo durante los días del periodo. Investigué sobre la planta y corroboré que es buena para combatir las alergias. Para mí fue un gran descubrimiento.

GINKGO BILOBA

Además de ser un **tónico vascular** general, el *ginkgo biloba* tiende a tener un efecto más específico sobre los vasos sanguíneos más pequeños, los capilares. Esto hace que sea muy indicado para las **enfermedades cerebrovasculares**, a la vez que va a mitigar los problemas de **atención** y de **memoria**, así como las **enfermedades depresivas** relacionadas con la edad. También es indicado en caso de **frío en las extremidades** y **edemas**, y para los **acúfenos**.

MANZANILLA

La manzanilla es un producto muy versátil que debería estar en tu kit de primeros auxilios, sea en forma de loción, de aceite esencial o de bolsitas de infusión. Tiene propiedades **antiinflamatorias** y **antibacterianas** y puede utilizarse para aliviar muchos problemas de salud.

Como es bien sabido, la infusión de manzanilla es muy **digestiva** y es una de las bebidas por excelencia en casos de intestino revuelto, dolor estomacal o hinchazón. La manzanilla calma el intestino; de hecho, tiene un efecto general bastante tranquilizador, incluso sedante, sobre el sistema nervioso en general. También favorece la expulsión de **gases** acumulados en el tracto digestivo y permite controlar los **espasmos intestinales**.

Para aliviar la **irritación cutánea**, puedes aplicar directamente las bolsitas de manzanilla en la zona, tópicamente (por supuesto, deben haber sido sumergidas en agua hirviendo previamente).

Como se explica en el capítulo 12 (página 99), la infusión de manzanilla es útil para lavar los ojos en caso de **conjuntivitis**.

Para ver los usos del aceite esencial y la forma de aplicarlo, consulta el capítulo 33 (página 211).

TANACETO

El tanaceto (*feverfew* en inglés, *Tanacetum parthenium* en latín) es una hierba que, en forma de suplemento nutricional, **reduce el dolor y la inflamación** y hace **bajar la fiebre** (es antipirética); por eso se llama *feverfew*, 'reductora de fiebre'.

Está muy indicada sobre todo en **migrañas** del tipo que mejoran con la aplicación de calor en la cabeza. También es útil para el **dolor de cabeza** en general, para el **dolor crónico** y para los **dolores menstruales**.

PSYLLIUM

El *psyllium* aporta fibra hidrosoluble al organismo, con lo cual facilita el tránsito de los desechos por el tracto intestinal. Por ello, es un buen recurso para aliviar el **estreñimiento**, y también para facilitar la **desintoxicación** del organismo, incluida la evacuación de los residuos de cándidas durante la reacción de Herxheimer.[*]

---

[*] En relación con la candidiasis, consulta el capítulo 6 (página 61).

Hay que tener en cuenta que el *psyllium* absorbe la humedad; para evitar que reseque el intestino, es importante tomarlo junto con una buena cantidad de líquido.

Rusco (o brusco)

El rusco tiene un efecto **vasoconstrictor** y reduce la inflamación en las zonas afectadas por **disfunción venosa**. Además, debido a su acción vasoconstrictora, también puede tener un efecto ligeramente sedante. Todas estas propiedades son interesantes si estamos realizando un viaje largo, pues en este contexto tendremos menos ocasión de mover las piernas y tal vez desearemos dormir un poco. El rusco también tiene un suave efecto **diurético**.

Sello de oro

El sello de oro (*Hydrastis canadensis*) es muy conocido como remedio para la **candidiasis** y otras enfermedades por **hongos**. También es eficaz contra los **microorganismos patógenos** que no deberían estar en el organismo, a la vez que respeta todas las bacterias beneficiosas.

Normalmente viajo con esta hierba, porque es muy útil para prevenir infecciones, sobre todo si uno se desplaza a países tropicales o subtropicales desde otras latitudes, especialmente si se sospecha que el agua puede no reunir las condiciones de salubridad pertinentes. El efecto **antibiótico** del sello de oro puede prevenir la **cistitis**, así como las **infecciones** de orina, renales y pulmonares. Es un magnífico remedio para las infecciones de las vías respiratorias altas.

El sello de oro también es el mejor **antidiarreico** posible.*

Vitaminas B

Si padeces estrés, las vitaminas B te van a ayudar mucho a **calmar el sistema nervioso**. También harán que tus **digestiones** sean mucho mejores.

La vitamina B_1 es un reconocido **repelente de mosquitos**; tenlo en cuenta si vas a países tropicales o subtropicales. Desprende un olor característico por los poros de la piel, que los humanos no percibimos pero que no es del agrado de los mosquitos ni los bichos en general. Así, el mosquito de turno evita posarse en tu brazo y se va al del vecino. Asegúrate, unas semanas antes de emprender el viaje, de que tus niveles de vitaminas B sean óptimos.

Si se toma mucha vitamina B, en forma de complejo vitamínico o de multinutriente con niveles elevados de vitaminas B, el color de la orina se ve muy afectado; pasa a ser de un tono amarillo fosforito intenso, casi azafrán. ¡No te asustes cuando vayas al baño!

---

* Consulta el capítulo 7 (página 71).

CUARTA PARTE

ACEITES ESENCIALES

24

VISIÓN GENERAL

Presentación

Mi única intención con la información que ofrezco en esta parte es compartir mi pasión por los aceites esenciales de grado terapéutico. En ningún momento intento prescribir o tratar cualquier problema de salud. La información aquí contenida no debe utilizarse como sustituto de las indicaciones de los profesionales de la salud. Si te vibra lo que comparto, te animo a que indagues más sobre los aceites esenciales para que los incorpores a tu día a día. Para mí son un estilo de vida, ¡una bendición!

Hay que tener en cuenta que si queremos obtener una mejora para la salud con los aceites esenciales debemos comprar aceites que sean **de grado terapéutico**. Los que se utilizan para aromaterapia no nos van a servir.

Te aconsejo que tengas tu botiquín de aceites esenciales en casa, para cubrir las necesidades más urgentes. También es fácil llevarlos encima. Se pueden utilizar en difusores o inhalados y aplicar tópicamente en algunas partes del cuerpo, algunos diluidos, otros puros. Los hay que se pueden ingerir (bajo ciertas condiciones). Se usan en la cosmética, el aseo, el cuidado del pelo, en infusiones, en la cocina, en la limpieza y para la desintoxicación del organismo... Realmente, para mí son una joya. No solo los tengo en casa, sino que siempre viajo con ciertos aceites esenciales para asegurarme de conservar la buena salud, sobre todo cuando voy a países en los que hay que tener especial cuidado con la higiene personal y con el consumo de agua, y también con las frutas, verduras y hortalizas que voy a tomar crudas.[*]

¿Qué son los aceites esenciales?

Los aceites esenciales son líquidos aromáticos extraídos de flores, hojas, semillas, madera de árboles, corteza de frutos, etc. Son volátiles, lo que quiere decir que se propagan rápidamente por el medioambiente. Son la sangre del vegetal y lo protegen, entre otras cosas, de enfermedades y de insectos; por eso se llaman esenciales, porque sin ellos el vegetal moriría.

Los aceites esenciales son altamente concentrados y más potentes que las hierbas, flores y hojas secas. El proceso de destilación es lo que los hace ser tan concentrados. Se diferencian de los aceites vegetales en que los esenciales no son grasos, no obstruyen los poros, no caducan y no

---

[*] Consulta el recuadro «El botiquín del viajero», en el capítulo 4 (página 51).

se ponen rancios. Como todas las cosas vivientes, tienen una energía, y por lo tanto una frecuencia vibratoria, que en este caso es bastante alta; ello hace que sean un verdadero regalo de la naturaleza, que va a actuar sobre nuestra mente, nuestro cuerpo y nuestro espíritu.

¿CÓMO PUEDEN UTILIZARSE?

Hay varias formas de utilizar los aceites esenciales. La manera de obtener efectos más rápidos es la **inhalación**, porque a través del olfato el aroma llega a la amígdala (que es donde se encuentran almacenados nuestros recuerdos emocionales) y a otras partes del sistema límbico. Por medio del olfato se produce un efecto inmediato sobre el sistema nervioso (cuando olemos algo, reaccionamos primero y pensamos después).

También te puedes aplicar unas tres gotas en la palma de la mano. A continuación, frota las manos en el sentido de las agujas del reloj para activar el aceite y coloca ambas manos en forma de copa cerca de la nariz y la boca, cuidando de no tocar el área cercana a los ojos. Cierra los ojos e inhala profundamente durante unos minutos; enseguida te va a hacer efecto.

Otra manera de usar los aceites esenciales es **aplicarlos tópicamente**. Recomiendo que lo diluyas primero en un aceite vegetal, de oliva por ejemplo, sobre todo al principio, cuando estés empezando a utilizarlo. Si a pesar de emplearlo diluido tu piel reacciona, no intentes aliviarte con agua en ningún caso: aplícate un aceite vegetal (el de oliva mismo) sobre la zona; esto calmará tu piel enseguida. Hay algunos aceites esenciales que siempre deben aplicarse diluidos (excepto en la planta de los pies), lo cual se indicará en los capítulos correspondientes.

Advertencia

Cuando se indique que un aceite esencial puede incorporarse a un producto destinado a la higiene personal o de uso cosmético, conviene que este sea lo más natural posible, pues los componentes químicos de los productos más habituales estropean los aceites esenciales de grado terapéutico, lo cual impide que sean eficaces.

Hay algunos puntos clave en los que aplicar los aceites esenciales. Las plantas de los pies son los sitios más seguros y prácticos a este respecto: son particularmente rugosas, duras y poco sensibles, por lo que no hay riesgo de quemarlas con la aplicación directa de los aceites esenciales. Además, todos nuestros órganos están reflejados en ellas; desde ahí, los aceites se absorben con mucha facilidad y llegan a su destino. También los podemos poner en las muñecas, en la nuca, en las sienes, detrás de las orejas, en el cuello, en la coronilla, en la espalda, en el abdomen y en la zona en la que necesitemos lograr el efecto. Aplicado tópicamente, el aceite esencial va a actuar en cuestión de minutos.

Los aceites esenciales los podemos **ingerir** de varias maneras. Una es dentro de cápsulas vegetales: aplicamos unas gotitas del aceite que necesitemos y lo rebajamos añadiéndole un aceite vegetal, como el de oliva, que todos tenemos a mano. También los podemos ingerir dejando caer dos o tres gotas del aceite esencial en una cuchara con miel. Otra posibilidad es añadirlos a una leche vegetal o a infusiones, agua, zumos, batidos o las comidas.

Hay otro par de opciones, que son muy prácticas. Una de ellas consiste en colocar una gota del aceite esencial en la yema del pulgar, abrir la boca, frotarlo **contra el centro del paladar duro** y tragarlo (los niños se chupan los dedos porque es una manera muy rápida de conectar). La otra opción consiste en aplicar una gota **debajo de la lengua**. Esta vía, la sublingual, es muy recomendable cuando queremos que el aceite tenga un efecto inmediato.

Hay aceites esenciales que, incorporados a alguna sustancia base (agua destilada, por ejemplo), ofrecen buenas alternativas para la limpieza del hogar; una opción habitual es meter la mezcla en un pulverizador.

Advertencia

Siempre que se hable, en este libro, de incluir el aceite esencial en una base de agua destilada, deberá entenderse que se trata de **agua destilada de farmacia,** que es la que carece totalmente de minerales y otros componentes ajenos al agua. El agua destilada convencional (la que se pone en la plancha) no es apropiada como base para los aceites esenciales.

Encontrarás aceites esenciales que funcionan bien como **ambientadores**, y hay varias opciones en relación con este uso:

- Se puede emplear un difusor de palo. Lo apropiado son los pequeños palos de madera que tienen una bolita en un extremo, a modo de «chupa-chups»; el otro extremo se pincha en la parte de arriba de la botella y el aceite va subiendo, y se va expandiendo por el entorno. Este es un buen recurso cuando queremos evitar los malos olores en cajones y armarios.

- También se pueden tener difusores que se enchufan a la pared o al ordenador; se meten unas gotitas de aceite en el difusor, y el aparato va exhalando el perfume.

- Se puede utilizar un difusor de vapor frío. Para los aceites de grado terapéutico, no sirven los difusores que se calientan, o aquellos en los que se pone una vela y el aceite encima.

- Otra opción es meter el aceite en una botella de espray mezclado con un poco de agua destilada y pulverizar.

- Y hay una opción más sencilla que todas las anteriores, si no dispones de ningún difusor ni atomizador (ver página 136), o si estás de viaje. Haz una bolita de algodón, añádele dos o tres gotas del aceite, y ponla donde te convenga: en un armario, en la cabecera de la cama, en la mesita de noche, en cajones, en el coche como ambientador...

Más adelante, cuando hable de los distintos aceites, descubrirás incluso más formas de emplearlos que las aquí descritas.

¿QUÉ ACEITES CONVIENE ADQUIRIR?

En el caso de los aceites esenciales, hay que tener en cuenta el dicho de que «lo barato sale caro», ya que hoy en día la mayoría de los aceites esenciales que hay en el mercado están diluidos, adulterados o son sintéticos. La consecuencia de ello es que no solo no vas a obtener los resultados que quieres, sino que, además, estos aceites pueden ser muy tóxicos.

Por lo tanto, hay que buscarlos de alta calidad, de grado terapéutico y de una **marca de confianza**, una marca que cuide todo el proceso de elaboración del aceite esencial desde el principio: las semillas de las plantas de las que se va a extraer el aceite no deben proceder de cultivos híbridos y el terreno de cultivo no debe estar afectado por pesticidas ni otros productos químicos; en cuanto al proceso de destilación, que es muy importante, debe efectuarse a baja presión y a baja temperatura, respetando los tiempos necesarios, para que la planta pueda liberar todas las propiedades del aceite, y el control de calidad debe ser riguroso.

PRECAUCIONES

Incluso disponiendo de buenos aceites de grado terapéutico, hemos de tener ciertas precauciones:

- Debemos mantener los aceites esenciales lejos de las fuentes de calor, de luz y de frío.

- Debemos mantenerlos fuera del alcance de los niños.
- No debemos utilizar recipientes de plástico para conservarlos, sino siempre de **cristal**.
- Hay que tener cuidado con los aceites esenciales de cítricos, como el de limón, naranja y bergamota entre otros, ya que son **fotosensibles**: no los pongas en tu piel si te vas a exponer a la luz solar en las próximas setenta y dos horas.
- Si un aceite esencial provoca algún tipo de reacción en contacto con la piel, hay que aplicar un aceite vegetal enseguida; nunca agua.
- Hay que tener en cuenta que los aceites esenciales **nunca se pueden aplicar dentro del oído**. Siempre hay que colocar el aceite esencial en un algodón y luego este dentro de la oreja.
- Hay que evitar que los aceites esenciales entren en contacto con los ojos.
- Las **embarazadas** deben tener cuidado a la hora de utilizar algunos aceites esenciales. También debemos ser muy precavidos con su uso en los **bebés** y los **niños**.
- Las personas con **epilepsia,** la **tensión alta** o que toman **anticoagulantes** deben tener precaución con algunos aceites esenciales.

¿QUÉ HACER CON LAS BOTELLAS VACÍAS?

Puedes dar varios usos a tus botellas de aceites esenciales recién vaciadas.

Una forma de reutilizarlas es introducirlas en cajones y armarios para que aporten olor.

También puedes rellenarlas de sal marina y tenerlas dentro de la bañera a la hora de darte un baño. La sal va a absorber los restos de aceite que queden en la botella y se van a mezclar con el agua.

Otra forma de reutilizar las botellas recién vaciadas es meterlas en los zapatos, para aportarles buen olor.

25

ÁRBOL DEL TÉ

El aceite esencial de árbol del té es una joya. Podemos mezclarlo con nuestros productos de higiene y de limpieza, sirve para eliminar los piojos... Tiene tantas aplicaciones que nunca debería faltar en nuestro botiquín de casa y en el de los viajes. Pero vayamos por partes. Empecemos con una lista de algunas de sus aplicaciones:

- Cualquier tipo de problema en la piel: acné, llagas, forúnculos, herpes (este último es una infección vírica).
- Infecciones respiratorias y dolor de garganta.
- Infecciones urinarias.
- Infecciones causadas por hongos, como el pie de atleta e infecciones en las uñas.
- Candidiasis.

- Uñas encarnadas.
- Problemas en las encías y los dientes.
- Picaduras de insectos.
- Fomenta la curación de las heridas.
- Es un buen desodorante.
- Es un buen aliado en los tratamientos contra los piojos.
- Es un buen recurso para limpiar los baños y la cocina sin acudir a detergentes sintéticos.

Hazte un colutorio natural

Puesto que este aceite es muy bueno para cualquier problema presente en la boca, puedes proceder así para hacerte un colutorio cien por cien natural y libre de tóxicos: en un frasco de cristal de unos 100 ml pon agua destilada (de farmacia; recuerda la advertencia que hacía en el capítulo anterior), unas gotas de aceite esencial de árbol del té, unas gotas de aceite esencial de limón y unas gotas de aceite esencial de menta.

También puedes colocar una gota de aceite esencial de árbol del té sobre tu **pasta de dientes**; procura que esta sea lo más natural posible.

Aplicaciones cosméticas

Para tratar el **acné**, toma un tarro de cristal de unos 75 ml y pon en él 50 ml de aceite vegetal de jojoba, diez gotas de aceite esencial de árbol del té, cinco gotas de aceite esencial de lavanda y cinco gotas de aceite esencial de incienso. Aplícate esta mezcla por la mañana y por la noche antes de acostarte.

En caso de **verrugas**, puedes colocar una gotita del aceite encima de la verruga.

Si te has **quemado con el sol**, puedes aplicar en esa zona el aceite esencial de árbol del té diluido en un aceite vegetal.

En caso de **uñas quebradizas**, pon en un pequeño frasco un aceite de base (de coco o de jojoba) e incorpora unas gotas de aceite de árbol del té, de lavanda, de limón y de incienso. Ponte unas gotas de esta mezcla sobre las uñas y masajea, varias veces al día.

Para el **cabello**, puedes añadir unas gotas de aceite esencial de árbol del té al champú que usas habitualmente (que sea lo más natural posible).

MEDIDAS ANTIPIOJOS

Para eliminar los piojos, puedes hacer una **mascarilla** con aceite de coco o con cualquier otro aceite de tu gusto, agregarle unas quince gotas de aceite esencial de árbol del té, aplicarla en el cuero cabelludo, masajearlo, cubrirlo con un gorro de plástico y dejar que el ungüento actúe durante media hora como mínimo. A continuación, lávate el pelo como haces habitualmente.

Como medida preventiva contra los piojos, puedes preparar una **colonia**. Para ello, agarra un frasco atomizador de cristal y pon en su interior unos 100 ml de agua destilada de farmacia, quince gotas de aceite esencial de árbol del té y diez gotas de aceite esencial de tomillo o de lavanda; agita bien la mezcla. Pulveriza sobre el cuero cabelludo, detrás de las orejas y en la nuca, por la mañana o por la noche, y los piojos se mantendrán alejados. Si los piojos ya están presentes, aplica la mezcla directamente en el pelo recién lavado y pasa el peine para ir sacándolos.

INFECCIONES POR HONGOS

En las infecciones por hongos cutáneas, el aceite esencial de árbol del té debe diluirse en un aceite de base y aplicarse de forma tópica; también puede aplicarse directamente, si no se tiene una piel especialmente sensible. Ejemplos de este tipo de infecciones son el pie de atleta y los hongos que aparecen en la piel o en las uñas, fruto de un contagio, que muy posiblemente ha tenido lugar en algún baño, ducha o piscina públicos (incluidos los baños y duchas de las habitaciones de los hoteles). El aceite mencionado tendrá efecto tanto si la infección es leve o moderada como si es grave o persistente.

También resulta útil, para eliminar los hongos, que el aceite de árbol del té esté presente en el lavado de la ropa interior, e incluso en los zapatos.[*]

Consulta el capítulo 6 (página 61) para ver el papel de este aceite esencial en la elaboración de óvulos para el tratamiento de la candidiasis vaginal.

OTROS USOS

En caso de **cistitis** puedes hacer baños de asiento añadiendo unas gotas de aceite esencial de árbol del té al agua.

Para **limpiar** los baños, la cocina y los suelos con un producto totalmente natural, toma un atomizador de 100 ml y pon en su interior una pizca de bicarbonato, agua

---

[*] Consulta, en el capítulo 1, el apartado «Tóxicos en productos para la higiene y la cosmética – Tampones y ropa tóxicos» (página 29).

destilada, vinagre de sidra o blanco, unas diez gotas de aceite esencial de árbol del té y diez gotas de aceite esencial de limón. La cantidad de vinagre debe ser la mitad que la cantidad de agua.

El aceite esencial de árbol del té puede mezclarse con el vinagre de sidra (o con vinagre blanco) para preparar un espray con el fin de eliminar el **moho** en las zonas donde se suele acumular, como el baño o la cocina, por ejemplo. Llena una taza con vinagre y añádele cinco gotas de aceite esencial de árbol del té; puedes agregar un poquito de aceite esencial de naranja o de limón si quieres. Mete la mezcla en un atomizador, agita bien y pulveriza en las zonas donde esté el moho.

Para que tu **nevera** esté libre de olores y de humedad, puedes colocar en su interior, abierto, un tarro de cristal con bicarbonato mezclado con unas gotas de aceite esencial de árbol del té (o de la mezcla de aceites del capítulo 34, página 219).

Puedes poner unas gotas de aceite esencial de árbol del té donde duerme tu mascota, para alejar las **pulgas**.

También puedes hacer un aerosol para mantener los ácaros alejados de los peluches de tus hijos. Para ello, toma un atomizador, pon en él agua destilada de farmacia y añade unas gotas de aceite esencial de árbol del té.

26

CÍTRICOS

Los aceites esenciales de cítricos, como el de pomelo, naranja, mandarina y lima (el aceite esencial de limón se aborda en un capítulo aparte), se extraen de la corteza de la fruta y tienen la propiedad de que nos ayudan a mejorar nuestro estado de ánimo. Veamos a continuación muchas otras utilidades.

Recordatorio importante

Al aplicar cualquier aceite esencial de cítrico en la piel, debemos tener la precaución de no exponer esa zona a la luz solar al menos durante las siguientes setenta y dos horas.

Naranja

El aceite esencial de naranja nos ayuda en caso de **retención de líquidos,** ya que es muy diurético.

Este aceite **estimula el apetito**. Para ello, coloca una gota debajo de la lengua. También puedes poner agua destilada de farmacia en un atomizador y añadir unas gotas de este aceite esencial; rocía el mantel para abrir el apetito de los comensales y tener un ambiente agradable durante la comida.

El aceite esencial de naranja ayuda a **blanquear los dientes**. Para ello, después del cepillado habitual, coloca una gota en el cepillo y pásatelo por los dientes. Además de obtener un efecto blanqueador, tu boca emanará un explosivo sabor a naranja.

Este aceite tiene un alto nivel de **antioxidantes** y es muy útil a la hora de preparar recetas culinarias. Usa tu imaginación y utilízalo en tus guisos y en la repostería. Puedes añadir también una gota a tus leches vegetales para aportarles un sabor especial. Otra opción es agregar un par de gotas a tu chocolate caliente.

Pomelo

Me encanta añadir el aceite esencial de pomelo al agua o a los jugos; está muy rico. Estas son sus propiedades destacadas:

- Ayuda a controlar el peso y disolver la grasa. En combinación con el aceite esencial de ciprés, ayuda a combatir la celulitis.
- Favorece la eliminación de toxinas.

- Ayuda a acabar con la resaca. Para ello, aplica unas gotas sobre la zona del hígado y masajea.
- Se puede añadir unas gotas al champú (que sea lo más natural posible) para tener un pelo más brillante.
- Refresca el ambiente.

Y aquí tienes la fórmula de un **exfoliante** para el cuerpo: en un envase de plástico, pon panela o azúcar moreno orgánico, cúbrelo de aceite de almendras o de coco, añade unas gotas de aceite esencial de menta y de pomelo y mezcla bien, aplica este ungüento al cuerpo y retíralo con el agua de la ducha.

Generalidades

Todos los aceites esenciales de cítricos tienen propiedades más o menos similares; puedes probar también con el de mandarina o el de lima. Si colocas unas gotas de cualquier aceite esencial de cítrico en el difusor de tu hogar, esto facilitará que haya un ambiente alegre en tu casa, y además olerá muy bien.

Puedes preparar también un espray casero para **despejar la mente**. Llena de agua destilada de farmacia un atomizador de cristal de 100 ml y añade diez gotas de aceite esencial de mandarina o de naranja, diez gotas de aceite esencial de pomelo y cinco gotas de aceite esencial de menta. Cuando sientas cansancio y necesites despejarte o animarte un poco, pulveriza alrededor de tu cuerpo.

27

HIERBA LIMÓN

El aceite esencial de hierba limón (conocido también como limoncillo o *lemon grass*) tiene estas propiedades destacadas:

- Ayuda en los problemas con los ligamentos y tendones, y con las inflamaciones musculares. Contribuye a aliviar el dolor en las articulaciones. Ayuda con los esguinces y las fracturas. Contribuye a combatir el pie de atleta. Para todo ello, aplícalo tópicamente rebajado con algún aceite vegetal.
- Contribuye a bajar el colesterol.
- Es un apoyo en los casos de infecciones urinarias y gástricas.
- Ayuda a promover el drenaje linfático.

- Ahuyenta los mosquitos y otros insectos, como ambientador o añadido a tu aceite o crema corporal de base.
- Se puede utilizar como ambientador natural casero para prescindir de los ambientadores químicos del hogar. Perfuma y refresca el ambiente.

Para limpiar las **alfombras** puedes mezclar bicarbonato con diez gotas de aceite esencial de hierba limón y cinco gotas de aceite esencial de árbol del té en un recipiente tipo salero pero con los agujeros más grandes. Agita bien para que se mezcle el aceite con el bicarbonato, esparce la mezcla sobre la alfombra, deja actuar durante quince minutos y luego pasa el aspirador para quitar los restos del producto.

Hierba limón, árbol del té y romero

Para **ahuyentar los mosquitos** y eliminar **olores** en la cocina, puedes mezclar unas gotas de este aceite con gotas de aceite esencial de árbol del té y romero y ponerlo en el difusor. De hecho, puedes tener preparada una mezcla de los tres aceites, y te vendrá muy bien para combatir los malos olores en diversas situaciones. Estas son algunas posibilidades de uso:

- Para que la ropa tenga un buen olor, deja caer una o dos gotas en el ciclo de lavado. Luego, en la secadora, puedes también depositar unas gotas en un trapo húmedo o en unas pelotas de lana.

- Deja caer unas gotas en unas pinzas o en unas bolitas de madera y colócalas dentro de los armarios y cajones que no quieras que huelan mal.
- Para hacer un ambientador casero para el cuarto de baño, llena de agua destilada de farmacia un atomizador de cristal de 100 ml y añade unas gotas de esta mezcla; puedes rociar el lugar cada vez que salgas de él y quieras perfumarlo.
- Puedes colocar unas gotas de esta mezcla dentro del cartón que está dentro del papel higiénico para que, cuando deslices el papel, se desprenda un aroma agradable.
- Puedes hacer un hueco en bolitas de algodón, dejar caer unas gotas y colocarlas dentro de las zapatillas deportivas o los zapatos, sobre todo cuando vas a guardarlos al final de la temporada de verano o invierno.
- También puedes colocar los algodones empapados con la mezcla a la salida de los conductos de ventilación, tanto en tu hogar como en tu lugar de trabajo o en el coche.

Estos son algunos ejemplos, pero puedes emplear la mezcla allí donde quieras que haya buen olor.

28

INCIENSO

El aceite esencial de incienso (*frankincense*, en inglés) ha sido considerado sagrado en todos los tiempos; es el rey de los aceites. Fue uno de los regalos que le llevaron al niño Jesús los tres Reyes Magos. Su olor y su sabor son intensos, agradables y muy especiales. Vale para todo y es increíblemente efectivo. Si no sabes qué aceite utilizar, elige siempre el de incienso, y no te vas a equivocar. Estas son algunas de sus propiedades destacadas:

- Contribuye a aumentar las defensas del cuerpo.
- Favorece la conexión espiritual. Promueve la meditación y la oración.
- Nos ayuda a enfocar la mente, a visualizar y a estar más centrados.

- Nos protege de la energía negativa.
- Promueve la salud de las células.
- Estimula la oxigenación del cerebro.
- Contribuye a la salud de la piel en caso de arrugas, cicatrices, estrías, manchas o quemaduras.
- Contribuye a restaurar el ADN.

EFECTOS SOBRE LA PIEL

El aceite esencial de incienso tiene increíbles propiedades reparadoras de los tejidos de la piel. Se utiliza para las **lesiones y grietas cutáneas** (por ejemplo, para tratar los labios agrietados) y para nutrir la piel.

Añade entre una y cinco gotas de aceite de incienso a tu frasco de crema para la cara, la cual conviene que sea lo más natural posible. Si lo que utilizas para la piel es un aceite como el de coco, añádele entre una y diez gotas de aceite de incienso (según el tamaño de la botella o el bote del aceite base, o según tu presupuesto). En mi caso, uso el aceite de espino amarillo como aceite de base para la cara y el cuerpo. A un bote de 50 ml de aceite de espino amarillo le añado unas diez gotas de aceite de incienso.

El aceite esencial de incienso es un buen recurso contra el envejecimiento de la piel. Para combatir las arrugas, añade unas gotas a tu crema antiarrugas (que sea lo más natural posible). Para elaborar tu propio **sérum antiarrugas**, toma un tarro de 50 ml y llénalo con un aceite de base (de coco, de jojoba o de argán, o algún otro que sea de tu preferencia) y añade unas ocho gotas de aceite esencial de incienso, seis gotas de aceite esencial de lavanda y cuatro gotas de aceite esencial de geranio.

Puedes utilizar este sérum por la noche en sustitución de tu crema habitual.

El aceite de incienso puede aplicarse directamente (sin mezclarlo con un producto de base) para resolver determinadas **imperfecciones** que aparezcan en la cara: algún grano, alguna costra, alguna mancha... Aplicar una gotita en el lugar puede ayudar a que la lesión o imperfección desaparezca en el menor tiempo posible.

Para hacer un **tónico facial**, elige un atomizador de 100 ml, llénalo con agua destilada de farmacia y añade unas gotas de aceite esencial de lavanda y de incienso.

Para mantener unos **senos saludables**, añade unas gotas de aceite esencial de incienso y de lavanda a un poco de aceite de coco o de almendras dulces y masajéalos.

También añado el aceite de incienso al aceite o la crema de **protección solar,** a causa de su efecto fotoprotector. A un bote grande del producto de base, de 200 ml, le echo entre cinco y diez gotas del aceite de incienso. Además, tomo la precaución de resguardarme del sol en las horas en las que incide más fuerte.*

Otra fórmula para preparar un protector solar es la siguiente: llena media taza de aceite de coco y añádele dieciocho gotas de aceite esencial de lavanda, diez gotas de aceite esencial de incienso, diez gotas de aceite esencial de mirra y veinte gotas de aceite esencial de semillas de zanahoria.

---

* No soy muy fan de estar estirada tomando el sol, pero no me importa disfrutar del sol y sus beneficios para aumentar la producción de vitamina D en el cuerpo. Eso sí, me pongo bajo el sol a primera hora del día o a última hora de la tarde; evito los rayos dañinos del mediodía.

En caso de **talones agrietados**, mezcla manteca de karité o aceite de coco con unas gotitas de aceite de incienso y aplícalo haciendo un masaje, para que penetre.

Cuando nos **extraen una muela o un diente** podemos aplicar el aceite esencial de incienso directamente en el hueco del diente o de la muela y sanará antes. Con este fin también lo podemos aplicar en la parte de fuera, en la mejilla.

EFECTOS SOBRE LA MENTE Y ESPIRITUALES

Cada noche antes de acostarme me echo una gotita de aceite esencial de incienso en la lengua, la cual froto después contra el centro del paladar. Ese aceite acaba por viajar hasta el cerebro y **duermo** divinamente.

Si no puedes parar de pensar, coloca una gota de aceite esencial de incienso en el tercer ojo y te ayudará a **relajarte**.

Cuando vayas a **meditar** o a orar, puedes aplicarlo también en el tercer ojo, inhalarlo durante unos minutos y colocar una gota en la yema del dedo pulgar y apoyarla sobre el centro del paladar. Cuando vayas a hacer yoga o taichí puedes aplicarlo en la planta de los pies y en el coxis, y también puedes inhalarlo; esto va a favorecer que estés más centrado en tu práctica. El plexo solar y las palmas de las manos son otros lugares de aplicación de este aceite esencial en las prácticas espirituales. Si haces ejercicios de *pranayama* (de respiración, en el ámbito del yoga), puedes colocar unas gotas de aceite esencial de incienso en los nudillos de las manos. En lugar de ambientar con varitas de incienso, puedes poner unas gotas de este aceite esencial en tu difusor.

También podemos aplicar una gota de incienso en la fontanela de los **bebés**, para ayudar a cerrarla y a oxigenar el cerebro. Y nada más nacer, se les puede aplicar una gota alrededor del cordón umbilical, para ayudar a que se caiga y evitar infecciones. Esta práctica tiene también un fondo espiritual.

En Internet podrás encontrar más información sobre las fantásticas aplicaciones del aceite de incienso, incluso en caso de cáncer.

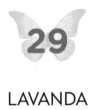

29

LAVANDA

El aceite esencial de lavanda es muy suave y tiene muchas aplicaciones; vale para casi todo. Debería estar presente en todos los hogares. Estos son algunos de sus usos:

- Se utiliza para ayudar a tratar inflamaciones y como antiséptico, sobre todo en casos de ampollas, picaduras de insectos, quemaduras (incluidas las producidas por el sol), golpes y hematomas. En caso de quemaduras, ayuda a regenerar la piel.
- Favorece el sueño; es un buen recurso contra el insomnio.
- Contribuye a bajar la tensión.
- Alivia los síntomas de la alergia.

- Favorece el crecimiento del cabello.
- Contribuye a mejorar el aspecto de la piel en caso de psoriasis, acné, cicatrices, eczema y arrugas.
- Es un buen desodorante.
- Ayuda a reducir los miedos nocturnos en los niños.

EN CASO DE DOLOR E INFECCIONES

Para combatir una **infección**, puedes dejar caer unas gotas de aceite esencial de lavanda en una cucharada de aceite de oliva o de coco y aplicar esta mezcla en la zona afectada. Realiza esta operación varias veces al día, hasta que la infección haya desaparecido.

En caso de **dolor de cabeza**, aplica este aceite en las sienes, en la nuca y detrás de las orejas, e inhálalo. Al irte a dormir, justo después de haberte aplicado el aceite en estos puntos, extiende sobre la almohada los restos que te queden en las manos.

Para el **dolor de oído**, agarra unas bolitas de algodón, deja caer un par de gotas en cada una y colócalas en los oídos. Recuerda que los aceites esenciales no deben entrar nunca en el interior de la oreja.

USOS COSMÉTICOS

Para tener una **piel** y unas **manos suaves**, añade unas gotas de aceite esencial de lavanda a tu crema para el cuerpo, a tu crema para las manos o a tu crema para la cara.

Para hacer un **tónico facial** necesitarás un atomizador de cristal. Pon en él agua destilada de farmacia y unas gotas de aceite esencial de lavanda. También puedes incorporar cualquier otro aceite de tu agrado para la piel, por ejemplo de incienso, *ylang-ylang*, pachuli o cedro. Pero con el aceite de lavanda es suficiente.

Si quieres tener un **pelo sano y fuerte**, pon unas gotas de aceite esencial de lavanda en el cuero cabelludo y masajea.

Para **fortalecer tus pestañas**, añade una gota de aceite de lavanda a tu rímel, que debe ser lo más natural posible.

Para hacer unos **discos desmaquilladores**, necesitarás un tarro de cristal de boca ancha. Pon en él dos dedos de agua destilada de farmacia, la misma cantidad de cualquier aceite vegetal de tu gusto (de almendra, de sésamo, de jojoba o de coco) y luego añade unas gotas de aceite esencial de lavanda. Introduce discos de algodón en el tarro y presiónalos fuertemente para que embeban totalmente la mezcla; si al final sobra líquido, guárdalo para una próxima ocasión o utilízalo en tu cuerpo. Cuando hayas introducido todos los algodones, cierra el tarro, y ya los tienes ahí preparados para cuando sea el momento de usarlos.

Efectos relajantes

Si padeces **insomnio**, aplica unas gotas de aceite esencial de lavanda en la planta de los pies, en las muñecas, en las sienes, en la nuca y detrás de las orejas antes de acostarte y frota sobre la almohada los restos que te queden en la mano. También puedes poner agua destilada de farmacia y unas gotas de aceite esencial de lavanda en un atomizador de cristal; pulveriza sobre las sábanas y la almohada antes de acostarte.

Si quieres darte un **baño relajante**, o proporcionárselo a tu bebé, añade unas gotas de aceite esencial de lavanda a un puñado de sal y déjalo caer en el agua.

Mantén la ropa libre de olores

Para que tus **cajones y armarios** huelan bien, agarra unas bolitas o unas pinzas para la ropa de madera, añádeles unas gotas de aceite esencial de lavanda y déjalas en esos espacios. De paso, los mantendrás libres de polillas.

En la **secadora**, para que la ropa huela bien, agrega unas gotas de aceite de lavanda en un paño humedecido en agua o en unas pelotas de lana.

Para hacer un **suavizante** para la ropa casero, toma una botella y pon en ella una pizca de bicarbonato, dos tazas de vinagre de sidra o blanco, cuatro tazas de agua destilada de farmacia y unas gotas de aceite de lavanda.

30

LIMÓN

Para elaborar el aceite esencial de limón se utiliza la cáscara de la fruta, y se necesitan muchísimas unidades para conseguir poca cantidad de producto. Al extraerse de la cáscara y no del jugo, lo pueden tomar las personas que tengan acidez, ya que no es un producto ácido; tampoco daña el esmalte dental.

En cambio, hay que tener la precaución de recordar que es **fotosensible**, con lo cual no lo podemos aplicar en la piel cuando nos vamos a poner al sol. Debemos esperar setenta y dos horas entre el momento de la aplicación y la exposición de esa parte del cuerpo a los rayos solares.

No debe ponerse nunca en recipientes de plástico, ya que corroe este material; debe optarse siempre por recipientes de **cristal**.

Estas son algunas de sus utilidades:

- Mejora la memoria.
- Promueve la claridad mental.
- Alivia los problemas respiratorios.
- Equilibra el pH del cuerpo y lo alcaliniza.
- Eleva el ánimo.
- Ayuda a fomentar la formación de leucocitos. Refuerza el sistema inmunitario.
- Acelera el metabolismo.
- Alivia el dolor de callos y juanetes.
- Elimina el cloro y los petroquímicos.
- Purifica el aire.
- Es un gran desengrasante. Quita las manchas de rotuladores.
- Ayuda a despegar chicles y pegatinas.
- Es un limpiador potente.

Usos alimentarios

Añade una o dos gotas de aceite esencial de limón a un vaso de agua e ingiérelo por la mañana en ayunas y todo lo que puedas a lo largo del día. Este aceite también se puede añadir a una **infusión** tibia o a un zumo de cítricos: hazte un zumo de limón, de naranja o de mandarina, agrégale una o dos gotas del aceite esencial, unos cubitos de hielo, un poco de menta y agua, y tendrás un magnífico refresco.

Utilízalo en tus recetas de cocina, tanto dulces como saladas, en **repostería** sobre todo; incorpóralo a tus bizcochos y galletas.

Si no te gusta el vinagre en las ensaladas, puedes añadir al aceite de oliva un par de gotas de aceite esencial de limón y **aderezar** con ello las ensaladas o tus platos favoritos.

Utilízalo también para **limpiar la fruta y la verdura**: añade unas gotas en el agua en que las vayas a lavar; esto ayuda a eliminar los pesticidas que hayan quedado en esas frutas y verduras.

Usos como limpiador y desinfectante doméstico

Pon unas gotas de aceite esencial de limón dentro del **lavavajillas** para que huela bien y a la vez esté desinfectado. O pon en él las botellas vacías del aceite, para que ese espacio se mantenga con aroma a limón.

Para preparar un **limpiador doméstico**, llena un atomizador con agua destilada, añade un chorrito de jabón de lavar los platos (tan natural como sea posible) y unas gotas de aceite esencial de limón y agita bien. Este producto te servirá para limpiar toda la casa.

Para **limpiar los suelos**, añade al cubo del agua una pizca de bicarbonato, una taza de vinagre blanco o de sidra y unas gotas de aceite esencial de limón o de pino.

Para **limpiar las ventanas** pon en un atomizador una taza de vinagre blanco, unas gotas de aceite esencial de limón y agua destilada de farmacia. Agítalo y con este producto podrás limpiar no solo las ventanas, sino también la cocina y los baños.

31

MENTA

El aceite esencial de menta es muy útil; tiene muchísimas aplicaciones. Debemos tener la precaución de lavarnos muy bien las manos siempre que hayan entrado en contacto con este aceite, sobre todo porque escuece mucho, con lo cual es peligroso que entre en contacto con los ojos y las mucosas. Estas son algunas de sus propiedades destacadas:

- Tiene una gran capacidad de despejar la mente; aporta claridad mental y favorece la concentración.
- Aumenta la energía; nos espabila. Nos da potencia y fuerza.
- Proporciona apoyo en los procesos antiinflamatorios.

- Es muy útil en casos de náuseas y problemas digestivos.
- Nos ayuda con las alergias, junto con los aceites esenciales de limón y lavanda.
- Alivia los dolores musculares, sobre todo después de hacer ejercicio.
- Inhibe el apetito.

DOLOR DE CABEZA Y MAREO

En caso de **dolor de cabeza**, aplica unas gotas del aceite sobre la frente, las sienes, la nuca y detrás de las orejas e inhálalo de las manos, con mucho cuidado: coloca las manos justo debajo de la nariz y no más arriba, para evitar el contacto con los ojos, porque nos «arderían» en contacto con el aceite de menta. También puedes masajearte el cuero cabelludo con este aceite.

En caso de **mareo**, basta con inhalarlo. En aviones, he acercado mi bote de aceite de menta a algún pasajero mareado para que inhalase el producto, con buenos resultados. El olor se extiende por todo el espacio, y todo el mundo mira buscando de dónde viene ese olor tan delicioso.

USOS ALIMENTARIOS

Este aceite **reduce el apetito y las ganas de fumar**. Con estos fines, inhálalo; también puedes colocar una gota en la yema del pulgar y aplicarla en medio del paladar o poner una gota del aceite debajo de la lengua.

Puedes añadir unas gotas del aceite de menta a tu taza de chocolate caliente, por puro placer.

Después de una comida copiosa, pon una gotita de aceite esencial de menta en una infusión y te ayudará a hacer la **digestión**. En los vuelos largos, suelo echar una gotita de este aceite en el té al final de la comida, lo cual ayuda mucho a hacer una buena digestión en esas condiciones de inactividad física. Siempre va bien viajar sintiendo el aparato digestivo más ligero.

Para refrescar la boca, puedes preparar un **enjuague bucal** casero para después del cepillado de los dientes. Para ello, consigue una botella de cristal de unos 100 ml de capacidad, llénala con agua destilada de farmacia y añade unas gotas de aceite esencial de menta, de clavo y de limón. Con esto nos podemos enjuagar la boca sin tener que recurrir a productos que contengan sustancias químicas.

Para eliminar el **olor a ajo** presente en la boca, puedes tomar una gotita de aceite esencial de menta o meterte una cápsula de aceite de menta en la boca: la cápsula se disolverá y saldrá la menta, cuya textura será una especie de gelatina blanda. Hay cápsulas más grandes y más pequeñas; te aconsejo que empieces con las pequeñas. Suelo llevar un bote de aceite esencial de menta en mis viajes, pero también llevo las cápsulas encima si voy en avión o necesito disponer de una solución más cómoda.

Dolores musculares

Es fácil que en los vuelos muy largos nos encontremos meditando o durmiendo en una posición incómoda, con el cuello echado hacia un lado o hacia delante, y que al despertar sintamos **tensión** en la zona de la nuca.

La circulación de la sangre a la cabeza puede haberse visto dificultada y podemos acabar con un dolor de cabeza tremendo, por la tensión acumulada en el cuello. El solo hecho de frotar el aceite esencial de menta por la parte o las partes que se han tensado produce alivio; toda la musculatura de esa zona se relaja.

Si tienes **calambres** te puedes masajear la zona con este aceite, más el de lavanda. Los puedes aplicar directamente en el lugar o, si la superficie es muy extensa, añadirlos a un aceite de base, que puede ser de almendra, de sésamo, de coco, etc.

Claridad mental y energía

Para **despejar la mente y potenciar la concentración**, puedes aplicarlo en la planta de los pies o en las palmas de las manos; también en la nuca y las sienes. Tiene un efecto sobre la mente desde todos estos puntos porque penetra en el organismo y llega al cerebro desde zonas reflejas (en el caso de las plantas de los pies) y por inhalación. Este aceite despeja las vías respiratorias, y al disiparse la mucosidad se despeja la mente. Si pones unas gotas en tu difusor, también estarás fomentando estos efectos positivos.

El aceite esencial de menta reduce la **fatiga**. Viene muy bien, antes de realizar cualquier tipo de ejercicio físico, inhalarlo y aplicarlo en las muñecas o en las plantas de los pies; esto nos va a ayudar a tener más energía para realizar la actividad física deseada.

En los viajes, la menta es muy útil para **mantenerse alerta y despierto** durante todo el trayecto. Puedes inhalarla y también dejar caer unas gotas en unas bolitas de algodón y colocarlas donde están los ventiladores del coche; además de tener un buen aroma, no vas a dormirte durante el viaje, ¡lo cual es muy conveniente si eres quien conduce! Si viajas a bordo de cualquier otro medio de transporte y quieres mantenerte espabilado (en lugar de aprovechar para dormir), también es muy recomendable que lleves el aceite de menta contigo.

OTROS USOS

El aceite esencial de menta es útil para aliviar la **congestión** y el **resfriado**. Con este fin, inhálalo, y además póntelo detrás del cuello y de las orejas, en las sienes y en la planta de los pies. Aplícalo en el pecho en caso de problemas respiratorios, diluido en un aceite vegetal. Es muy recomendable poner el aceite en un difusor, porque te va a ayudar a estar respirándolo continuamente. En caso de **fiebre**, aplícalo en la planta de los pies.

Para mejorar la **circulación sanguínea en las piernas**, podemos poner agua destilada en un atomizador y añadirle unas gotas de aceite esencial de menta, de ciprés y de romero. En verano, que es cuando se cansan más las piernas, podemos tener este atomizador en la nevera, para que su contenido esté frío, y rociarlo sobre ellas; también podemos llevarlo a la playa o a la piscina para refrescarnos.

Por otra parte, el aceite esencial de menta es muy útil si tienes **hormigas** en el hogar; colócalo en la zona por donde pasan, porque no les gusta nada y las ahuyenta.

Atención

No conviene aplicar el aceite esencial de menta a los bebés y debe utilizarse con precaución con los niños. También deben tener precaución las embarazadas y las personas con la presión arterial alta. Consulta con tu profesional de confianza.

32

ORÉGANO Y TOMILLO

Los aceites esenciales de orégano y de tomillo son muy potentes y hay que tener precaución a la hora de manejarlos. Siempre hay que diluirlos cuando vamos a utilizarlos tópicamente, excepto si los vamos a poner en la planta de los pies, donde sí los podemos aplicar puros. Tras haberlos usado debemos lavarnos las manos, porque es importante que no entren en contacto con los ojos ni con las mucosas.

Ambos aceites ayudan a estimular el **sistema inmunitario** y a erradicar los **parásitos**. Por eso es muy recomendable, cuando la gripe ha entrado en casa, poner unas gotas en el difusor; esto va a ayudar a dejar el espacio libre de gérmenes. Estos aceites son buenos para los **sistemas respiratorio y digestivo** y son útiles en caso de **infecciones urinarias**.

Para el **dolor de espalda y de ciática** también son muy recomendables, si bien hay que aplicarlos bastante diluidos.

Si quieres utilizar el aceite esencial de orégano o tomillo (no los dos a la vez) para elaborar un guiso, no lo pongas nunca directamente en el recipiente donde estés preparando esa comida, porque son muy potentes y pueden arruinarla. En lugar de ello, deja caer una sola gotita en un mondadientes y mete este en la olla u otro utensilio en el que estés cocinando.

Orégano

El aceite esencial de orégano es el aceite antifúngico por excelencia, y por lo tanto es muy apropiado para combatir la **candidiasis**. Consulta en el capítulo 6 cómo tomarlo (página 61). Ahí explico que es un aceite muy fuerte que no puede ingerirse directamente; hay que añadirlo a un aceite de base en una cápsula.

Actualmente siento pasión por los aceites esenciales, pero antes del nacimiento de esta pasión ya utilizaba el de orégano. Lo compraba encapsulado en pequeñas perlas de gelatina blanda y lo empleaba sobre todo en mis viajes, por ser un gran antibiótico natural y por su capacidad de mantener la candidiasis a raya. Añadía ese suplemento a mi botiquín de los viajes, sobre todo cuando tenía que ir a lugares en los que hacía un calor tropical, húmedo, pues los ambientes cálidos y húmedos favorecen la proliferación de las cándidas.

Gracias a tomar estas perlitas estaba más protegida frente a los posibles patógenos contenidos en el agua del lugar: el agua de beber, la incluida en jugos, la que había servido para lavar la ensalada... Cuando quería tomar un baño en la bañera de un hotel en que las condiciones higiénicas me parecían dudosas, metía alguna de esas perlas, que se deshacía con el agua caliente, para evitar el posible contagio por hongos.

Hoy en día no viajo con las perlitas de aceite de orégano. Actualmente llevo varios aceites esenciales en mi botiquín de viaje, para ir preparada para todas las circunstancias posibles que se puedan presentar, tanto para «autoauxiliarme» como para ayudar a los demás.* Entre estos aceites esenciales, a veces llevo una botella de 5 ml de aceite de orégano, el cual utilizo para desinfectar la bañera, en el lugar de destino, de la forma que se describe en el capítulo 3 (página 45).

El aceite de orégano, y también el orégano como hierba, puede ser de ayuda con los **espasmos intestinales**; en primer lugar, porque es un gran digestivo y en segundo lugar por su efecto antiespasmódico. Ayuda a evitar las flatulencias y, sobre todo, a calmar las paredes del tracto digestivo. Por eso el orégano, sobre todo el aceite esencial, ayuda a evitar la tos; es un **anticatarral**, un gran **expectorante** que ayuda a eliminar las mucosidades del tracto respiratorio y que es de mucha ayuda con la tos debida a un proceso infeccioso (a una bronquitis) a causa de su actividad bactericida y antiespasmódica.

Para limpiar y desinfectar los **baños**, pon bicarbonato, agua destilada, vinagre blanco o de sidra y unas gotas

---

* En el capítulo 4 enumero los componentes del «botiquín del viajero» (página 49).

de aceite esencial de orégano en un frasco y haz que quede todo bien mezclado. Usa solamente el bicarbonato mezclado con el aceite de orégano, prescindiendo del agua y el vinagre, para limpiar la taza del inodoro por dentro.

Tomillo

En caso de **tos** es muy útil poner una gotita de aceite esencial de tomillo en una cucharada de miel.

En caso de **dolores menstruales**, se puede diluir un poco de este aceite esencial en un aceite vegetal y aplicarlo localmente sobre la tripa, en la zona de los ovarios.

También previene la **pérdida del cabello** junto con el de romero, el de cedro y el de lavanda.

33

OTROS ACEITES ESENCIALES

Cedro

Estas son las principales propiedades del aceite esencial de cedro:

- Tiene un efecto sobre la región límbica del cerebro (la que rige sobre las emociones) y estimula la oxigenación de este órgano; por ello, es muy útil para los niños con trastorno por déficit de atención e hiperactividad (TDAH) y autistas.
- Estimula la memoria.
- Estimula la glándula pineal, la cual libera la hormona que favorece el sueño, la melatonina. Por lo tanto, es muy útil en caso de insomnio.

- Es útil para favorecer los estados meditativos. Para ello, aplica una gota en el centro del paladar e inhálalo antes de ponerte a meditar.
- Es muy útil para frenar la pérdida del cabello combinado con los aceites esenciales de lavanda, romero y tomillo.
- Refuerza la salud pulmonar.

Por su aroma amaderado, gusta tanto a hombres como a mujeres. Puedes hacer tu propia colonia combinándolo con el aceite esencial de vetiver más el aceite esencial de algún cítrico que te guste. Para ello, pon agua destilada de farmacia en un atomizador de cristal y unas gotas de cada uno de estos aceites. Elige la cantidad según tu preferencia.

Clavo

El aceite esencial de clavo es uno de mis remedios favoritos. Se puede aplicar para el dolor de muelas y para mejorar la **salud bucal** en general debido a sus efectos antisépticos, antiinflamatorios y analgésicos; también es un gran **antibacteriano** y puede ayudar con otros problemas de salud.

Para aliviar el **dolor de muelas**, pon una gotita en un algodoncito y moja o frota la zona afectada y las encías de alrededor.* También puedes masticar un grano de clavo o dejarlo colocado sobre el diente o la muela.

---

* El componente más abundante del clavo es el eugenol, que se utiliza mucho en la industria dental para resolver las infecciones de las encías y muchos otros problemas bucales.

Estas son algunas otras utilidades de este aceite esencial:

- Contribuye a resolver la bronquitis.
- Es de ayuda con la artritis.
- Es excelente con la ciática.
- Reduce las ganas de fumar, inhalado o aplicando una gota en el paladar con la yema del pulgar o bien debajo de la lengua.
- Aporta una sensación de protección y de valor.
- Es útil para ahuyentar los mosquitos y otros insectos; para ello, ponlo en un difusor en las zonas donde suelen molestar.

COPAIBA

El aceite esencial de copaiba, muy suave, es extraído de la resina de un árbol de Brasil, la *Copaifera reticulata*. Tiene la capacidad de incrementar las propiedades de los otros aceites en combinación con ellos y se puede aplicar tópicamente en cualquier zona donde sea necesario. Estas son algunas de sus utilidades principales:

- Tiene un efecto relajante y ansiolítico; con este fin, ponte una gota debajo de la lengua.
- Ayuda con los problemas de la piel cuando tenemos hongos en las uñas o piel de atleta.
- Contribuye a resolver los trastornos inflamatorios.
- Contribuye a mantener la salud de las articulaciones y la función del cartílago.

- Ayuda a reducir las hemorroides, mezclado con el aceite esencial de ciprés y el de lavanda.

Tiene, además, estas otras aplicaciones:

- En caso de **problemas respiratorios y dolor de garganta**, se pueden poner dos o tres gotas del aceite en una cucharada de miel e ingerir.
- En caso de dolor de **ciática**, se pueden aplicar en la zona dos o tres gotas de aceite esencial de copaiba junto con una o dos gotas de aceite esencial de clavo, sobre una base de aceite de coco, y masajear.
- Para hacer un **sérum para el rostro** puedes poner en un tarrito de cristal aceite de coco y añadirle unas gotas de aceite esencial de copaiba, de lavanda y de incienso, y aplicártelo por la mañana y por la noche.

JENGIBRE

El aceite esencial de jengibre es incluso más fuerte que el jengibre en polvo, porque está muy concentrado.

Está muy indicado en casos de **infección en las vías respiratorias altas, infección en los senos nasales**, catarros, gripes, sinusitis, faringitis, laringitis, dolor de garganta, tos, congestión y afonía, y también para los **trastornos del aparato digestivo y el excretor**.

Es muy adecuado para aliviar las náuseas, los vómitos y los mareos, tanto asociados con los viajes como con cualquier problema digestivo que se tenga.

Para poder tomar este aceite se puede poner dentro de cápsulas vacías de origen vegetal: rellena media cápsula con un aceite de base (de oliva por ejemplo) y añádele una gotita o dos de aceite de jengibre, cierra la cápsula e ingiérela. Esta es la manera de tomar el jengibre en su forma más concentrada sin sufrir en el proceso.

Para tratar los problemas estomacales, puedes añadir una gota de este aceite en tus infusiones o inhalarlo. Para los problemas de garganta puedes hacer esto mismo y, además, poner una gota del aceite en una cucharada de miel.

Manzanilla

Añade una gota de aceite esencial de manzanilla a una taza de agua caliente para obtener una bebida **digestiva**.

Para tratar un **dolor de cabeza**, debido sobre todo a la tensión nerviosa o el estrés, puedes aplicar este aceite en las sienes. Va a contribuir a relajar tanto tu cuerpo como tu mente.

Puedes aplicarlo directamente **sobre la piel** en caso de picaduras de insectos, hematomas o quemaduras; o bien puedes diluirlo en un aceite de base, como el de coco.

Puedes masajearte con este aceite para aliviar **dolores musculares**.

Funciona muy bien tanto en niños como en personas mayores que tengan la **piel irritada** a causa del roce con los pañales. Para ello, hay que diluir unas gotas de los aceites esenciales de manzanilla y de lavanda en un aceite de base (de coco o de almendras).

Vuelve a leer el apartado dedicado a la manzanilla en el capítulo 23 (página 157).

Mirra, siempreviva y palo santo

Estos tres aceites esenciales, además del de incienso y el de cedro, facilitan la meditación. Basta con inhalarlos para que se ralentice la respiración y experimentemos paz y tranquilidad.

La **mirra** es uno de los tres aceites que le regalaron al niño Jesús. Apoya el proceso natural de la reparación celular y contribuye a restaurar la piel. En caso de problemas bucales, echa una gota en tu pasta de dientes (que esta sea lo más natural posible).

La **siempreviva** ayuda a eliminar los químicos y las toxinas, además de reducir el colesterol y contribuir a mejorar la audición.

El **palo santo**, junto con el aceite esencial de hierba limón, va muy bien para los problemas de menisco. También libera de energías negativas: por ejemplo, si has tenido una discusión en casa, para purificar el ambiente de esa energía puedes colocar unas gotas en el difusor.

Romero

Las propiedades que destacan del aceite esencial de romero (ver página 138) son las siguientes:

- Ayuda a combatir la fatiga mental. Nos despeja y aporta energía.
- Ayuda a calmar la ansiedad tan solo con inhalarlo.
- Contribuye a mejorar la memoria.

- Ayuda a prevenir la pérdida del cabello junto con los aceites esenciales de cedro, lavanda y tomillo. Puedes depositar unas gotas en tu champú (que sea lo más natural posible) para tener un pelo fuerte y sano.
- Ayuda a desinfectar el aire, así que es muy recomendable ponerlo en el difusor.

Como ocurre con el aceite esencial de orégano, el de romero tampoco puede ingerirse directamente por vía oral, al ser demasiado fuerte. Consulta el capítulo 6 para ver su utilidad en caso de **candidiasis** y cómo tomarlo (página 61).

Otros

El **aceite esencial de cardamomo**, el de **nuez moscada** y el de **pimienta negra** resultan útiles en caso de problemas digestivos, inflamación y problemas musculares. Los tres son afrodisíacos y sirven para elaborar colonias de aromas especiados y picantes.[*]

El aceite esencial de pimienta negra reduce las ganas de fumar si se inhala, si se aplica una gota en el paladar con la yema del pulgar o si se pone una gota debajo de la lengua.

---

[*] Consulta el capítulo 35 (página 226).

34

MEZCLA DE ACEITES ESENCIALES DE CLAVO, CANELA, ROMERO, EUCALIPTO, LIMÓN Y MENTA

Esta mezcla de aceites me encanta; sirve para muchísimas cosas. Y tiene un aroma picante y dulce a la vez. Coloca varias gotas de cada uno de los aceites mencionados en un frasco de cristal de 15 ml y así tendrás el producto listo para usarlo cada vez que lo necesites.

APLICACIONES ANTIMICROBIANAS

Cuando se acerque el invierno o la primavera y los **catarros** supongan una amenaza, aplica la mezcla en las plantas de los pies y en el difusor de tu hogar para prevenir la gripe o cualquier proceso catarral. Si ya es demasiado tarde y has enfermado, toma un tarro de cristal de 50 ml y pon aceite de coco en él; a continuación añade dos o tres gotas de cada aceite de la mezcla. Aplícate este mejunje en el pecho, en la espalda y en la planta de los pies a la hora de acostarte.

Deja caer una gota de la mezcla sobre unos algodones y colócalos en la rejilla de ventilación de tu casa o del trabajo para **eliminar las bacterias** del ambiente.

Puedes hacer un espray y dejarlo preparado. Para ello llena con agua destilada de farmacia un atomizador de 100 ml y añade diez gotas de cada aceite de la mezcla. Cuando tengas que ir a algún sitio donde haya una multitud, visites a alguien que esté con gripe, vayas a un hospital o viajes en avión o en tren, rocíate alrededor del cuerpo, e incluso la ropa, para protegerte antes de salir de casa, y también al llegar a tu destino; así evitarás el contacto con las bacterias. Otra opción es que en lugar de usar el espray acudas a la mezcla sin agua que indicaba al inicio del capítulo; aplícala en la planta de los pies y en las muñecas.

Además del espray mencionado, te aconsejo que tengas también un atomizador más pequeño en el cuarto de baño, de 50 ml por ejemplo: llénalo de agua destilada de farmacia y añade dos gotas de cada uno de los aceites de la mezcla.

Si te duele la **garganta** puedes pulverizar dentro de ella un chorrito, pero que sea muy breve, porque es muy fuerte. Otra opción en caso de dolor de garganta es hacer gárgaras con la misma mezcla de agua destilada y aceites esenciales que utilizas para los atomizadores. Si a esta misma mezcla le añades un poco de bicarbonato, tienes un producto que puedes utilizar para **limpiar** el cuarto de baño y la cocina, ya que desinfecta bastante.

La misma mezcla de agua destilada y aceites de los aerosoles puedes usarla para **enjuagarte la boca** después de haberte cepillado los dientes, para eliminar bacterias y hacer que la cavidad bucal desprenda un buen olor.

También puedes dejar caer una gota de la mezcla (sin agua) en la **pasta de dientes** que tienes en el cepillo (procura que dicha pasta sea lo más natural posible) para eliminar las posibles bacterias que haya en la boca.

Si tienes **tos**, añade una gota de la mezcla a una cucharadita de miel o de sirope de agave, déjala en el paladar durante un ratito y trágala despacio. Esto va a hacer que se suavice bastante la garganta y se calme la tos.

OTROS USOS

Para el **dolor de cabeza**, coloca una gota de la mezcla en la yema del dedo pulgar y aplícala en medio del paladar durante unos segundos.

Si tienes **dolor de muelas**, puedes aplicar directamente una gota sobre la muela, o unas gotas sobre un trocito de algodón y depositarlo sobre la muela, lo cual te aliviará bastante.

En caso de **problemas digestivos** te puedes hacer una infusión y añadirle una gota de cada uno de los aceites de la mezcla. También puedes diluir la mezcla con un poquito de aceite de oliva o de almendras y aplicarla sobre el estómago haciéndote un pequeño masaje con un movimiento circular en el sentido de las agujas del reloj, y también en las plantas de los pies.

En caso de **adicción al tabaco**, funciona muy bien colocar una gota de la mezcla en la yema del pulgar y aplicarla en el paladar o, si lo prefieres, debajo de la lengua cada vez que quieras fumar. Además, inhala la mezcla cada vez que aparezca el antojo.

Esta combinación de aceites es muy buena para eliminar los **olores de la nevera**; pon bicarbonato en un tarro de cristal y unas gotas de la mezcla y déjalo abierto en el interior del frigorífico. En lugar de la mezcla, también puede añadirse al bicarbonato aceite esencial de árbol del té con el mismo fin.

Para eliminar el **moho**, esta combinación de aceites es muy eficaz aplicada pura.

Para tener un centro decorativo aromático, elige unas ramas de canela lo más grandes que encuentres y deja caer sobre ellas unas gotas de la mezcla.

35

USOS COSMÉTICOS
DE LOS ACEITES ESENCIALES

Me he ido refiriendo a distintos usos cosméticos de los aceites esenciales al irlos presentando individualmente. En este capítulo adopto una visión más general.

ACEITES DE AROMAS FLORALES

Hay algunos aceites esenciales que tienen un aroma dulce, floral. Son fuertes y pueden gustarte o no; esto depende de las preferencias de cada uno. Tienen la particularidad de que elevan el ánimo tan solo con inhalarlos. Algunos de ellos son afrodisíacos, elevan la autoestima, estimulan la creatividad y nos proporcionan alegría. Además, tienen muchísimas aplicaciones excelentes para la piel y para el cabello; pueden sustituir a las colonias y los perfumes que llevan componentes y fragancias químicos.

Estos aceites son el de **bergamota, geranio, jazmín, rosa, pachuli** e *ylang-ylang*, entre otros.

La bergamota es fotosensible, por lo cual debes tener cuidado de no aplicarla en la piel a menos que preserves esa zona del sol durante setenta y dos horas.

Todos los aceites de la lista anterior (excepto el de bergamota) los puedes aplicar directamente en la zona donde te sueles perfumar: las muñecas, detrás de las orejas, la nuca, las sienes, detrás de las rodillas e incluso el hueso del pubis.

Propuestas

Puedes preparar un **sérum facial** para aplicártelo por la noche antes de acostarte. Elige un tarrito de cristal de 30 o de 50 ml, pon en él algún aceite vegetal de tu gusto (argán, jojoba, rosa mosqueta o coco, por ejemplo) y añade unas gotas de uno o varios aceites esenciales; las opciones son: geranio, jazmín, rosa, pachuli, lavanda, incienso, mirra, siempreviva o *ylang-ylang*, según el aroma que quieras obtener.

Para hacerte un **tónico facial** cien por cien natural, toma un frasco de 50 ml de cristal, llénalo de agua destilada (de farmacia, ¡recuerda!) y añade unas gotas de cualquiera de los aceites anteriores. Aplícatelo cada vez que te hayas desmaquillado y te hayas limpiado la cara.

Para controlar las **puntas abiertas del cabello** y hacer que, además, este desprenda un aroma estupendo, pon en tu mano dos o tres gotitas del aceite esencial de *ylang-ylang* o el de geranio y extiéndelo por las puntas del pelo.

Tienes la opción de sustituir las **cremas corporales** habituales, llenas de sustancias químicas, que te aplicas después de la ducha. Pon como base, en un frasco de cristal de 100 ml, aceite de almendras o de coco; una opción es utilizar el aceite de almendras en invierno y el de coco en verano, porque este se solidifica por debajo de los 21° C. Añade a este aceite de base los aceites esenciales que sean de tu agrado para el cuidado de la piel y que te hagan sentir a gusto después de ducharte. De hecho, puedes tener preparadas dos mezclas: una para aplicártela durante el día para que te active y te dé energía y otra con aceites relajantes, si te vas a duchar por la noche.

En la mezcla para el día puedes poner unas gotas de aceite esencial de ciprés, que es bueno para la circulación, y de romero o de menta, que te van a activar; puedes añadir también, por ejemplo, unas gotas de aceite de pachuli, *ylang-ylang* o geranio, para que aporten un punto de aroma femenino. Y en la mezcla para la noche puedes combinar los aceites de lavanda y de cedro.

Si vives en un lugar muy caluroso y te resulta desagradable aplicarte una crema corporal después de la ducha, puedes ponerte un **agua floral** en su lugar. Para ello, toma un atomizador de cristal de 100 ml. Llena la mitad (50 ml) con agua destilada de farmacia y los otros 50 ml con aceite de coco y añade los aceites esenciales que sean de tu agrado a esta base. Posibles aceites son el de geranio, *ylang-ylang*, rosa o jazmín.

Para **desmaquillarte los ojos**, puedes hacer lo que se conoce como un bifásico. Elige un tarro de cristal de 50 ml, llénalo con 30 ml de agua destilada de farmacia y

20 ml de aceite de almendras o coco y añade unas cinco gotas de aceite esencial de lavanda. Justo antes de quitarte el maquillaje de los ojos, agita bien la mezcla y humedece unos algodones de desmaquillar con ella.

Para hacerte una **colonia** libre de componentes químicos, puedes tomar un atomizador pequeño de cristal, de 50 o 75 ml, llenarlo con agua destilada de farmacia y a partir de ahí desarrollar tu creatividad, tu lado alquimista. Elige los aceites esenciales que «te vibren» o los que sean de tu agrado; o elígelos en función del estado de ánimo que quieras potenciar. Si deseas que tu colonia tenga una fragancia floral, las opciones son, entre otras: jazmín, pachuli, rosa, *ylang-ylang*, geranio, lavanda, bergamota, naranja, mandarina o lima. Estas fragancias suelen ser las preferidas por las mujeres. Puedes añadir, si bien es opcional, un poquito (¡realmente muy poquito!) de vodka o alcohol de 90 grados, para acabar de tener tu colonia libre de cualquier sustancia química.

ACEITES DE AROMAS AMADERADOS, ESPECIADOS Y PICANTES

También es posible hacerse **colonias** con aceites que aporten este tipo de fragancias, que son las preferidas por los hombres. En el frasco de cristal pon igualmente agua destilada de farmacia y si quieres (es opcional) un poquito de vodka o de alcohol de 90 grados; y las opciones de aceites esenciales serían los de **vetiver, jengibre, pachuli, canela, cedro, madera de sándalo, cardamomo, pimienta negra** o **nuez moscada**. Es cuestión de gustos; puedes ir probando y desarrollar tu imaginación: el aceite esencial de vetiver tiene un aroma a tierra parecido al pachuli, pero con un toque alimonado, el de canela tiene un aroma maravilloso pero muy picante y el de jengibre tiene también un aroma picante. Puedes mezclar cualquiera de estos aceites con uno cítrico, como el de mandarina, naranja o lima.

Atención

Los aceites esenciales de canela, pimienta negra y nuez moscada son muy cálidos; tienen muchos fenoles. Por este motivo, conviene no usar más de una gota para elaborar la colonia.

CONCLUSIÓN

ACOMPAÑANDO LO QUE ES SANO Y NATURAL

Todos los remedios caseros prácticos y hasta inspirados que aparecen en este libro son solo el fruto de mi propia investigación y estudio sobre las terapias naturales, más la aportación de Rayini Pritamdas, a la que encontrarás en los agradecimientos.

Cuando me fui de Irlanda para venir a España tuve que buscarme la vida, literalmente, y fueron apareciendo unas personas muy especiales que fueron fundamentales en mi aprendizaje.

Este aprendizaje empezó ya en mi infancia. He tenido la suerte de tener unos padres que eran afines a la idea de que el cuerpo debía curarse siguiendo su propio proceso natural de sanación; no eran partidarios de ir corriendo a la farmacia a buscar una pastilla ante el menor inconveniente.

Tengo el agradable recuerdo de que, cuando enfermábamos, mi madre nos permitía descansar tapados con una manta, para dar tiempo al cuerpo a recuperarse por sus medios. Dejábamos que la fiebre, el dolor y las náuseas pasasen solos, sin aportar ninguna sustancia química al organismo para aliviar los síntomas. Solo en algún caso muy extremo mi madre nos daba algún jarabe para la tos o algunas gotitas para la fiebre, pero no tengo el recuerdo de haber sido medicada a lo largo de todos esos años. Nuestra medicina fue siempre el reposo, el cariño y el silencio, el fomento de la paz y la compañía. Todos los de la casa respetaban los momentos de intensa intimidad con uno mismo que proporciona la enfermedad; solo recibíamos ayuda o compañía cuando lo deseábamos. Gracias al respeto por los procesos naturales del cuerpo y a nuestra estabilidad emocional, mis hermanos y yo nos saltamos muy pocas clases debido a enfermedades.

Mi madre siempre nos preguntaba si nos apetecía comer o beber cuando no nos encontrábamos bien, y con eso se orientaba para evaluar cómo estábamos realmente. No nos bombardeaba con lo que, supuestamente, uno debe tomar cuando está enfermo. Y es que deberíamos seguir el ejemplo de los animales, de nuestras mascotas, que ayunan cuando están malitos. Es muy importante reconocer que el cuerpo es sabio y sabe lo que necesita. Y si necesita apoyo cuando está enfermo, ¿por qué no acompañar lo que es más sano, natural y apetecible?

Cuando uno conoce bien su cuerpo, sabe lo que necesita, y le da la oportunidad de que se mejore respetando sus tiempos. Cada organismo evoluciona hacia la salud de forma algo distinta, según su sistema inmunitario y según sus fuerzas.

Obviamente, no hay que ser inconscientes. Cuando aparece la fiebre o salta alguna otra señal de alarma, es necesario ver a un médico para que evalúe el estado de salud. Acude al médico para que haga un buen diagnóstico, dé su opinión y te recete algo si lo considera oportuno; respeta las pautas que te indique y observa cómo evoluciona tu enfermedad o problema. Nunca se deben saltar las recomendaciones o pautas del médico cuando prescriba, por ejemplo, un antibiótico, un ansiolítico o un psicotrópico, para no caer en errores que pueden tener una gran repercusión.

Haz lo que te dé paz

Espero y deseo que esta pequeña aportación de remedios caseros haya ofrecido una ayudita a muchas personas que están deseando encontrar una forma natural de tener una mayor calidad de vida y, quizá, incluso sobrevivir. Ahora bien, hay algo que es importante recordar: está muy bien contar con pautas de alimentación y hábitos saludables, pero no tenemos que caer en la comodidad de basarlo todo en ellos. De hecho, muchas veces, lo único que necesitamos para recuperar la salud es paz: paz en la mente, paz en el cuerpo físico, paz en el sistema nervioso, paz en el corazón (sobre todo) y paz en el espíritu.

Como comenté en el libro *El cáncer*, para mí, la frase «haz lo que te dé paz» expresa el mejor remedio posible para el ser humano. Si lo crees, lo creas. Si algo te da paz, te refuerza a todos los niveles y hace que la salud, el equilibrio y la armonía se manifiesten lo antes posible.

Los bloqueos nos impiden disfrutar de la paz, y hay que eliminarlos. Un practicante del curso zen nos puede dar un toque zen o un *reset* que puede ayudar a ello. Además, para conseguir la paz, necesitamos llegar a la raíz del problema y resolver esa causa última.

Para ello, puede ser conveniente contar con la valoración o evaluación de una persona que esté preparada para buscar la raíz de las enfermedades. Siempre digo que si encontramos dicha raíz y si aceptamos la enfermedad, ya la tenemos medio superada. Si buscamos la raíz del problema y la eliminamos, el resto ya es «pan comido», como suele decirse. En cambio, si no nos esforzamos por buscar el origen de los problemas, estaremos poniendo parches en vez de corregir la causa última de los síntomas.

Para poder llegar a la raíz de lo que nos ocurre, es muy importante que nos conozcamos a nosotros mismos: ¿cuáles son nuestras necesidades físicas, emocionales y psicológicas? ¿Sentimos que no nos comprenden y tratamos de compensarlo? ¿Cuándo debemos detenernos porque ya tenemos suficiente de algo? ¿Te perjudicas a ti mismo con adicciones o con una alimentación y unos hábitos inadecuados?

Encuentra y sigue tu camino

Cree en ti mismo. Confía en la vida. Medita, permanece conectado con tu lado espiritual, permanece en paz. Actúa en favor de tu cuerpo; no lo fuerces. Lleva una vida sana, realiza prácticas saludables. Sé una persona activa. Siente pasión por la vida, mantén vivas tus ilusiones.

Mientras cada uno vamos encontrando nuestro camino, vayámonos acercando más a la madre naturaleza y alejándonos de todo lo que es sintético y químico, por amor y respeto hacia el planeta y hacia nosotros mismos. Todo ello sin descartar a los médicos y sin dejar de respetar su trabajo.

En el proceso de encontrar y recorrer tu camino, te recomiendo que hagas el curso zen si tienes la oportunidad; te será de gran ayuda. Se basa en el control del sistema nervioso mediante la respiración consciente, la meditación y los toques zen. No tiene nada que ver con ninguna religión. Encontrarás más información en http://suzannepowell.blogspot.com.es/2013/04/el-curso-zen-que-es.html. Te recomiendo también la lectura de «las claves para encontrar tu paz» que incluyo en el libro *Atrévete a ser tu maestro*, entre las páginas 106 y 112.

¡Comparte tu historia!

Cada uno tiene su propia fórmula para conseguir la paz y debe encontrarla. Por eso es tan bonito escuchar los testimonios de otras personas que han superado enfermedades acudiendo a determinados métodos naturales o a una fórmula que les ha permitido alcanzar la paz. En otras ocasiones, una determinada enfermedad que se habría superado de todos modos se cura antes al aplicar algún consejo o remedio.

Yo solo puedo hablar según mi propia experiencia de vida, como he hecho en este libro. He podido acabar con muchos trastornos de salud, incluidos el cáncer, el asma, numerosas alergias y trastornos digestivos, y salir ilesa sin la necesidad de pasar por grandes protocolos convencionales para encontrar el equilibrio.

En *Conexión con el alma*, que es mi libro más autobiográfico, explico todo mi proceso espiritual. Cuento cómo pasé por todas las etapas de mi vida y cómo evolucioné en los aspectos físico, mental, emocional y espiritual, lo cual me ha conducido a estar haciendo lo que he elegido como camino de vida.

Invito a los lectores a tomar nota de que cada uno tiene su historia y ninguna se puede descartar como poco valiosa. Justamente escuchar la tuya puede suponer la salvación para otra persona; tu aportación puede ser precisamente lo que necesitaba para descifrar su propio camino y, tal vez, encontrar soluciones para su vida. Por eso, siempre invito a quienes nos encontramos en el camino a que compartan sus historias, sus logros, sus felicidades, sus sueños y su camino espiritual. Andando así, crecemos, y al compartir entre nosotros no solo damos, sino que también recibimos.

Me encanta decir que si yo puedo, tú puedes. Este es mi motor para dar esperanza a personas que pueden estar sufriendo o desesperándose en la búsqueda de soluciones para su salud, personas que pueden estar buscando una referencia o dónde agarrarse incluso cuando ya no tienen esperanza. Siempre, siempre, siempre hay algo que puedes hacer en favor de tu vida. Siempre hay ángeles en este mundo que aparecen en el momento más oscuro de tu noche, cuando has tocado fondo y piensas que ya no hay nada que puedas hacer. Incluso en el último momento, cuando piensas que toca tirar la toalla, recibes una llamada o te regalan un libro o ves una película; ocurre algo que puede cambiar tu vida radicalmente.

AGRADECIMIENTOS

La persona que merece por encima de todo mi gran agradecimiento en este libro es mi gran amiga, compañera de camino, asistente personal y secretaria de la Fundación Zen, Rayini Pritamdas Budhrani, quien ha colaborado con su aportación sobre los aceites esenciales de grado terapéutico. Cuando se habla de ellos en este libro, sus indicaciones y las mías están fundidas en un todo coherente. Le doy las gracias por todo su tiempo, por su cariño, por ser mi mano derecha, por ser un hombro en el que apoyarme, por su sonrisa, por todo lo que me está aportando como ser humano en estos últimos años. En Rayini encuentro toda la ayuda que necesito en los momentos de más trabajo o más tensión, y siempre ofrece una solución inmediata cuando hace falta; su presencia ha sido el mayor regalo en esos momentos. Rayini me da paz; por eso confío en ella al cien por cien y puedo delegar en ella con total y absoluta confianza, por todo lo que me ha demostrado. Realiza su trabajo con excelencia y devoción. Su vida es un ejemplo de lo que se predica de que somos seres espirituales que estamos viviendo una experiencia física; Rayini procura ser en todo momento la versión más elevada de quien es ella realmente. Para mí es un ángel en la Tierra. Lo que más tengo que agradecerle es que, simplemente, sea así y esté tan cerca de mí en este camino que ambas vivimos dedicadas a la humanidad desde el amor incondicional.

También quiero dar las gracias a mi queridísima amiga y hermana del alma Tina Sereno Luis, con quien comparto amistad desde que mi hija, Joanna, era muy pequeñita, en Barcelona. A pesar de la distancia física que nos separa, siempre está ahí; es un amor de persona y siempre me brinda un gran apoyo de forma totalmente entregada, con cariño y amor incondicional. Incluyo una canalización suya en el apéndice 1.

También quiero dar las gracias a los médicos de todo el mundo que están en nuestro chat de *WhatSapp* por sus aportaciones, por su confianza, por tener la mente abierta, por apoyar nuestra misión abriendo las mentes dentro de todo el ámbito del sector sanitario. Les doy las gracias por haber llegado al curso zen y por evolucionar con nosotros hacia una nueva medicina para el futuro, que ya estamos viviendo en estos momentos, en el aquí y el ahora. Gracias a todos seguimos adelante, y espero que algún día podamos trabajar todos juntos en el sueño que compartimos que es la mencionada medicina del futuro. Doy las gracias especialmente al doctor Francisco José Perona por haber escrito el prólogo de este libro; además, incluyo un pequeño escrito suyo como apéndice 2.

Asimismo, agradezco la autorización del técnico Josep Viver Montsant a reproducir su artículo «Las radiaciones en casa: mídelas y protégete», que se incluye en el apéndice 3.

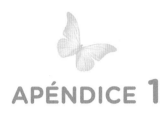

APÉNDICE 1

CANALIZACIÓN DE TINA SERENO LUIS

Desde el amor incondicional, mi querida amiga Tina me mandó un mensaje que canalizó, como suele hacer. Sentí que sería bonito compartirlo con todos, dado que hay partes que tienen relación con el contenido del libro, y a cada uno le puede ayudar en algún aspecto de su vida.

La intención de *¡Cambia ya!* está en la línea de la vocación de Suzanne Powell de llegar a las personas, de hacer que se miren a sí mismas, de producir la conexión íntima tan imprescindible que permita solucionar lo físico y lo emocional, obtener la salud y el equilibrio.

Suzanne no es muy amiga de disciplinas, pero del trabajo continuado nace la asimilación del comportamiento correcto.

¿Qué necesitas nutrir? No es solo el cuerpo, es la impaciencia. Te pones una meta sin contar tal vez con la suficiente información. Pretendes obtener logros rápidos con eficacia, sin contemplar a qué están sujetas tus pautas. Y, sobre todo, quieres acortar los pasos. No nos atrevemos a mirar de frente a doña Comodidad.

Somos una balanza en la que cada día ponemos o quitamos posibles equilibradores. Meter en ella el silencio como alimento es muy interesante; así lograremos aprender a escucharnos en primera persona. Por ejemplo, en un momento dado, ¿necesitamos frío o calor?

Saciarnos con los ojos, que suelen ser glotones, es no razonar. Al final no estamos resignados «a pagar» esa factura. Quiero que me llegue el remedio rápido y eficaz; siento que necesito subsanar ese impulso por el que suelo consumir por debilidad emocional o ignorancia.

Hay que aprender a procesar los alimentos para que sean elaborados correctamente. Esto es higiene alimentaria. Si aún no te escuchas, al menos sí habrás observado qué toleras o qué te suele apetecer. Empieza por esto. Lo primero es contar con tranquilidad física y emocional; los estados alterados obedecen a otras pautas: viejas costumbres familiares que no se han actualizado, tendencias fruto de la comodidad, falta de tiempo... Libera tiempo para tener más ratos de ocio. También es divertido sentarse con un bol de palomitas y observar qué efecto nos produce tal o cual película. Si aplicas conciencia, te sorprenderán tus propios comportamientos. Si te das el *OK*, que sea a partir de un sano criterio.

¿Hasta qué punto influyen las emociones en nuestros procesos físicos? Estas nacen en el inconsciente y, dependiendo de nuestra fortaleza o educación psíquica, se nos manifiestan con nuestras medidas (son un traje hecho a medida). Solemos llamar *manía* al inicio de los grandes desequilibrios. Alguien no te cae bien y esa emoción puede terminar en odio. La envidia sana puede llegar a ser un deseo enfermizo. La añoranza y la falta de realización pueden acabar en depresión. La suma de contrariedades puede acabar en fobias. Etcétera.

Debemos aplicar con conciencia las cuatro reglas: sumar, restar, multiplicar para repartir, dar dividiendo nuestras posibilidades.

Somos un eterno puzle al que le corresponde buscar y observarse para elegir correctamente cada pieza. La sensación de plenitud y la paz que se logra nos hacen desarrollar esa parte Divina que contenemos.

¿Qué quiere el hígado? Calor, paz, emociones depuradas, ausencia de cansancio físico o emocional. Es ese gran estabilizador que nos muestra su respuesta con claridad suficiente como para que podamos apreciar su contento o seriedad ante los ataques a los que lo sometemos. El alcohol, los picantes, las grasas, etcétera, le hacen dar unas respuestas que hay que escuchar. ¿Cuántas veces va el hígado al «supermercado» del estómago y no encuentra alimentos que le sean adecuados para cumplir su función? Los alimentos correctos son los de temporada, los que se ajustan a nuestro estilo de vida y los que son acordes con nuestra edad.

¿Qué quiere el corazón? Realizarse con la generosidad, la empatía, la amabilidad, el amor universal a cada instante. Convivir fuera de los ambientes tóxicos. Quiere sencillez con naturalidad, sin manipulación; quiere humildad sincera ante las manifestaciones dolorosas o desbordantes. El amor es el bálsamo por excelencia, esa gran solución que transforma y cambia los planteamientos por medio de la comprensión o la aceptación.

¿Qué quieren los riñones? Alejarse de situaciones que forzamos para hacer realidad nuestros deseos. En lugar de ir con prisas y agobios, se trata de pararse, respirar en profundidad y ponerse frente a un espejo. Hazte ahí las preguntas para las que necesitas una respuesta. Ordena emocionalmente tu círculo más próximo, para continuar expandiendo la sana vitalidad que te es imprescindible para permanecer en estados de confort y plenitud. No corras a analizar las situaciones o los temas con terceras personas; eso sería manipular. Acude a tu centro una y otra vez, hasta conseguir mantenerte en él. Ahí está tu realidad personal y exclusiva, una realidad que es solo tuya. Ahora bien, el enfoque debe ser otro si nos piden ayuda. Esta petición es la llave que nos permite analizar algo más allá de nuestro propio punto de vista.

Regula tus digestiones. Las alteraciones emocionales perturban la digestión. Tenemos que ver qué es lo que podemos y no podemos digerir, para qué estamos preparados, qué es lo que permitimos y qué es lo que negamos. De nuevo, ejercítate con un espejo que te contemple con franqueza, sin reproches. Mira viejas heridas y observa cómo o con qué perdonas. Mira qué es lo que necesitas para apartarte del dolor sordo e irracional. En tu interior debe haber un botiquín con todo lo necesario para cada momento, y debe contener un gran frasco de sonrisas que ensanche la ventana por la que sueles contemplar el mundo.

Produce tus propias vitaminas actuando adecuadamente a partir de lo que siembras en ti. Necesitas paciencia para ver con claridad la germinación y el crecimiento. Tienes que examinar en qué empleas tu tiempo. ¿Qué parte dedicas a tu ciencia personal y qué parte a tu crecimiento espiritual? Debemos ser adultos completos, que no podamos vernos desequilibrados por las amenazas del exterior. Debemos atender tanto nuestros deseos más grandes como nuestras aportaciones más simples. Uniendo, mezclando, creciendo, reafirmémonos en quiénes somos y en qué queremos hacer con nuestros pasos presentes. Sé el reflejo de lo que contienes, y el resto de las manifestaciones evolucionarán contigo.

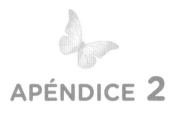

APÉNDICE 2

CÓMO GENERAR
NUESTRA PROPIA SALUD
por el Dr. Francisco José Perona

La salud y la plenitud o la enfermedad y el malestar interno dependen de las pequeñas decisiones que tomamos a diario. Dependen del vínculo que tenemos con nosotros mismos y con los demás. De nuestra inteligencia emocional (la coherencia entre el sentir, el hacer y el comunicar). De la forma en que manejamos el malestar interno y el estrés.

Respecto a este último punto, cuando estamos tensionados o experimentamos densidad emocional podemos canalizar de dos maneras dicho estado: de forma patológica o de forma saludable.

Canalizamos el malestar de forma patológica cuando acudimos a alimentos adictivos como las harinas, el azúcar y el queso; o cuando comemos alimentos saludables de forma compulsiva; o cuando fumamos, tomamos alcohol o consumimos drogas; o cuando nos aislamos o bien maltratamos a alguien.

La otra forma de canalizar el malestar emocional es saludablemente, a través del ejercicio físico (una caminata enérgica, el ciclismo, la natación, el entrenamiento funcional, etc.); el movimiento consciente (el yoga, el taichí, etc.); realizando actividades que disfrutemos (el deporte, bailar, cantar, jugar, hacer arte, contactar con la naturaleza, etc.), o aplicando técnicas de relajación (la meditación, la respiración consciente, etc.).

Todas las prácticas saludables contribuyen al equilibrio del cuerpo en todos sus niveles (físico, mental, emocional y espiritual). La alimentación, la depuración, el ayuno, la actividad física, la meditación, los hábitos saludables en general son medios, no fines en sí mismos. Brindan el terreno fértil de claridad mental, emocional y espiritual que permite que la persona pueda reconocer sus verdaderas necesidades.

También debemos amarnos lo suficiente como para priorizar nuestras necesidades más profundas. Una vez satisfechas estas, generamos un estado de alineación interna y externa que nos lleva directamente hacia lo más profundo de nuestro ser, hacia contactar con nuestros verdaderos dones.

Una vez que estamos alineados, lo siguiente es contactar con nuestro propósito de vida, con aquello que vinimos a hacer a este mundo, con eso que disfrutamos profundamente y, a la vez, es bueno para los demás.

La enfermedad y el malestar interno se relacionan a menudo con que estamos desalineados de nuestro propósito de vida o con que estamos alineados con él de forma patológica, manifestando un exceso de control y de autoexigencia.

La realización del propio propósito es quizá la mayor fuente de salud y plenitud en todos los niveles de nuestro ser. Implica que nos dediquemos a una actividad que nos permita sustentarnos en el ámbito material mientras expresamos la mejor versión de nosotros mismos, a la vez que servimos a los demás y a la sociedad.

Si a través de nuestro trabajo diario, al que debemos dedicar varias horas al día, brindamos amor, conciencia e inspiración, eso es lo que recibiremos. Dar y recibir son parte de lo mismo; no podemos esperar recibir aquello que no estemos brindando.

Es importante que nos vinculemos con nuestro propósito de forma saludable: confiando y fluyendo con lo que nos trae la vida a la vez que damos lo mejor de nosotros.

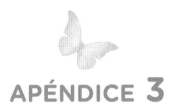

APÉNDICE 3

LAS RADIACIONES EN CASA
Mídelas y protégete
por Josep Viver Montsant

Hemos vivido en este planeta gracias y a pesar de gran cantidad de radiaciones naturales, las que nos protegen del exterior (como el campo magnético terrestre) y también las perjudiciales, como la radiactividad. Fue a partir de la industrialización de los años cincuenta y sesenta cuando se fueron inventando nuevas tecnologías como la corriente alterna, por lo que el paisaje se llenó de líneas de alta tensión, transformadores, uso masivo de motores eléctricos, etc.

LA CONTAMINACIÓN ELECTROMAGNÉTICA

En los ochenta, en la mayoría de los hogares proliferaron gran cantidad de electrodomésticos que conviven con nosotros, a veces demasiado cerca. Pero fue a finales de los noventa cuando irrumpieron con fuerza las tecnologías inalámbricas como la telefonía móvil y el wifi, entre otras. Se define como *contaminación electromagnética* (CEM) la proliferación de campos electromagnéticos en general. Existen tipos diferenciados de CEM:

- El campo magnético y eléctrico de baja frecuencia, de 50 Hz.
- Las ondas de alta frecuencia (HF), desde los 100 hasta los 10.000 Mhz.

Los campos magnéticos de baja frecuencia los producen las instalaciones eléctricas de 50 Hz: líneas de tensión, transformadores, electrodomésticos, motores, etc. Se miden en nanoteslas (nT) o miligaus (mG). Atraviesan todo tipo de materiales y su intensidad es proporcional a su consumo.

En el caso de la mayoría de los electrodomésticos, a más de un metro de distancia ya es poco relevante el campo magnético que emiten. El secador de pelo es de los que proyectan un campo más potente, pero como se utiliza pocos minutos al día, el efecto no es importante. Se aconsejan niveles de menos de 150 nT para ocho horas diarias.

En el dormitorio se aconseja no tener ningún cargador, alimentador o despertador, etc., a menos de un metro (excepto si es a pilas).

Los campos eléctricos de baja frecuencia los producen los cables eléctricos y aparatos de baja tensión. Son proporcionales al voltaje y se miden en voltios por metro (V/m). Se neutralizan con una toma de tierra y apantallamiento. En el dormitorio o lugares de estudio se aconseja reducirlos a menos de 10 V/m: cuidado con las lámparas de la mesita de noche, ya que nunca vienen con toma de tierra y pueden afectar al sueño.

Los móviles

La radiofrecuencia o microondas es una mezcla de campo eléctrico y magnético de frecuencias elevadas, de 600 a 9.000 Mhz, como la que producen la telefonía móvil, las microondas, el wifi, etc. Se mide en microW/m^2, V/m y nanoW/cm^2. Se pueden apantallar con objetos conductores.

Los repetidores de telefonía móvil están en muchas azoteas de las ciudades. Emiten una fuerte radiación en horizontal hasta unos ochenta metros de distancia, la cual incide más en los pisos altos. Sobre todo en caso de que veamos los repetidores desde la ventana, podemos reducir la exposición con persianas metálicas; también existen pinturas y cortinas con una composición especial.

La radiación más intensa la produce el móvil cuando estamos conversando, al estar a pocos centímetros de la cabeza. Para reducirla podemos hablar con el «manos libres» y, así, tener el teléfono a unos treinta o cuarenta centímetros de nosotros.

Las fundas atenuadoras reducen un 90 % la radiación que recibe la cabeza. Los auriculares que disponen de un tubo en la parte final reducen mucho la radiación del móvil. Además de la radiación, la luz que emiten las pantallas de móviles y *tablets* daña la retina si se usan a oscuras. Un 25 % de los niños más expuestos están desarrollando miopía y degeneración macular.

Los teléfonos inalámbricos también emiten radio-frecuencia; ahora hay modelos que solo lo hacen en el momento de usarlos. El sistema wifi emite una fuerte radiación a unos dos o tres metros de distancia; se recomienda que tengamos el *router* lejos de nosotros y que lo desconectemos cuando no lo usemos. Lo ideal es conectar el ordenador al *router* por cable; así tendremos mayor velocidad y privacidad. Cuando navegamos por Internet conectados por wifi desde el móvil, la *tablet* o el portátil, también recibimos radiación.

LOS CONTADORES DIGITALES

Los nuevos contadores digitales emiten un corto impulso PLC cada hora a la red eléctrica (no por ondas de radio), a una frecuencia de unos 80 kHz. Esta radiación es muchísimo más baja que la que emite el wifi o un teléfono inalámbrico. Produce una interferencia en la red eléctrica (electricidad sucia) parecida a la de una bombilla de bajo consumo.

Estos contadores no tienen nada que ver con los instalados en Estados Unidos, pues allí funcionan por wifi. Emiten un campo electromagnético menor y son más precisos. Si nuestro contador era muy antiguo, notaremos un incremento del consumo. Además, está el tema de la privacidad, pues la compañía eléctrica sabe cuál es nuestro consumo cada hora. La lucecita roja que indica el consumo se puede apagar fácilmente a través del botón del contador siguiendo una secuencia.

Una correcta toma de tierra en el edificio y conectada a los enchufes elimina el campo eléctrico de toda la casa. En los aparatos sin toma de tierra (lámparas, PC, portátil, etc.) se puede usar una pinza metálica unida a un cable conectado a la toma de tierra de un enchufe. Las bombillas de bajo consumo emiten un fuerte campo eléctrico de unos 30 kHz a un metro de distancia, además de producir interferencias en la línea eléctrica. Las de LED no emiten ningún campo eléctrico, pero es muy importante que sean de luz cálida, por debajo de los 3.500 °K (grados Kelvin). Un estudio realizado por un equipo internacional bajo la dirección del Instituto de Salud Global de Barcelona (ISGlobal) ha observado una asociación entre niveles elevados de exposición a luz azul durante la noche y un riesgo mayor de sufrir cáncer de mama y de próstata. La luz de espectro azul es aquella que emiten la mayoría de las luces LED de tipo blanco de más de 3.500 °K y muchas pantallas de *tablets* y teléfonos móviles.

El efecto *flicker* es una fluctuación o intermitencia de algunas bombillas que no es perceptible por el ojo. Algunos de sus efectos destacados son fatiga visual, dolor de cabeza y reducción del nivel de concentración. Existen individuos más sensibles que otros; entre ellos destacan los niños, las personas con autismo y los pacientes con migraña. Podemos detectar el *flicker* con la cámara del móvil: primero nos aseguramos de desconectar la opción antiparpadeo (en caso de disponerla), después enfocamos la bombilla y al hacer zum podremos observar unas franjas que se mueven.

La radiactividad

Recibimos radiaciones del espacio exterior en forma de rayos gamma y también del interior de la Tierra: a mayor altura más radiación, porque la atmósfera la filtra. Por ejemplo, cuando viajamos en avión a doce mil metros recibimos sesenta veces más radiación que cuando estamos en tierra. En el mar es muy baja, pues el agua filtra la radiación terrestre. La que proviene de la tierra es generada por los materiales derivados del uranio, que están a distintas profundidades. También se encuentra en granitos, baldosas y otros materiales usados en la construcción.

La radiación artificial procede de las pruebas nucleares, centrales, usos industriales o médicos. Una de las principales causas del cáncer de pulmón es el gas radón, un gas noble que pesa nueve veces más que el aire y sale del subsuelo en lugares en los que hay granito o vetas de uranio. Elegir materiales de construcción con bajos niveles de radiación es una opción saludable, porque algunos, además de radiación gamma, también emiten gas radón. Las centrales nucleares, en su funcionamiento normal, emiten contaminación al aire y al agua. Los accidentes de las centrales nucleares de Chernóbil y Fukushima todavía hoy emiten gran cantidad de radiactividad, aunque se intenta ocultar. Aún llegan a Europa productos contaminados, pues se han relajado los controles.

En España tenemos centrales muy antiguas, que tienen fugas periódicas y están sujetas a escaso control, por lo que no se debería alargar su vida útil, con una duración de pocos años. Entre las indemnizaciones y la limpieza, el cálculo del coste de la catástrofe de Fukushima sigue subiendo. En el 2016, el Gobierno japonés aumentó su estimación de los costes de alrededor de 7.570 millones de dólares a 202.500 millones. Mientras tanto, el Centro

Japonés para la Investigación Económica, compuesto por un grupo de expertos, los sitúa entre los 470.000 millones y los 660.000 millones de dólares. Ninguna aseguradora se hace cargo, por lo que en los accidentes es la sociedad la que paga la factura por una actividad privada.

La radiación externa

La radiación gamma o rayos X es externa; atraviesa nuestro cuerpo pero no queda contaminación dentro de él, aunque puede producir daños. Cuando respiramos gases o aire o ingerimos agua o alimentos contaminados, los elementos radiactivos pueden permanecer en el interior del cuerpo durante años. Hay diferentes medidores para evaluar el riesgo; por ejemplo, los clásicos contadores Geiger, que presentan distintas sensibilidades para medir la radiactividad ambiental o de los materiales. También es posible adquirir analizadores para medir la contaminación en los alimentos a precios asequibles.

Contacto con el autor: www.mesures.cat - servei@mesures.cat
Este artículo fue publicado originalmente por la Asociación Vida Sana
(http://vidasana.org/noticias/las-radiaciones-en-casa-midelas-y-protegete)
el día 17 de mayo del 2018. Se han efectuado adecuaciones gramaticales
para su publicación en este libro.

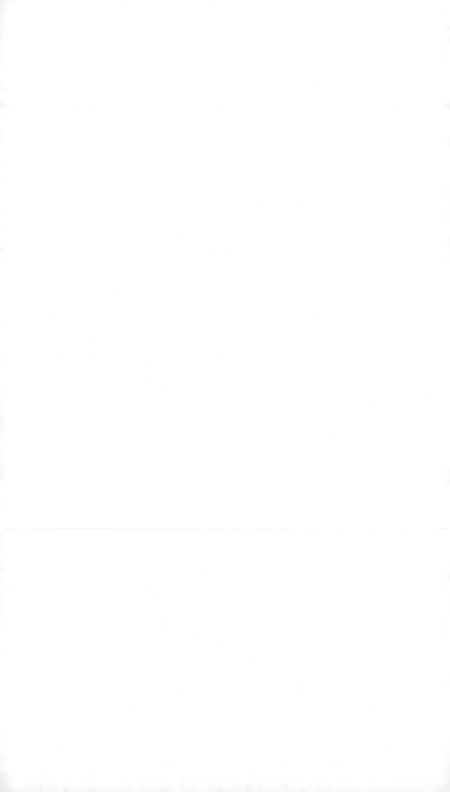

ÍNDICE DE APLICACIONES

A continuación te ofrezco un índice de aplicaciones de los diferentes remedios que hemos visto a lo largo del libro. Ten en cuenta lo siguiente:

- Números entre paréntesis: capítulos en los que informarse del producto o sustancia.
- Números sin paréntesis: páginas en las que encontrar los capítulos de referencia.
- (!) = hay que tener precauciones especiales; leer el capítulo correspondiente para información.
- (+) = forma parte de una fórmula o actúa mejor en combinación con otros elementos; leer el capítulo correspondiente para información.

En todos los casos, la información que aquí se proporciona es solo a modo de índice. Acude a los capítulos que

se indican para ver cómo hay que tomar o aplicar los alimentos, productos y remedios que se indican, tanto si están incluidos los signos (!) y (+) como si no. Por ejemplo, en el caso de muchos aceites esenciales, hay que diluirlos en una sustancia de base, o no se pueden ingerir directamente... Si piensas usar un aceite esencial, lee el capítulo 24 (página 163) además del correspondiente al aceite esencial en cuestión.

A

Ácaros (aleja los)
   aceite esencial de árbol del té (25) 173

Acné
   aceite esencial de árbol del té (25) 173
   aceite esencial de lavanda (29) 193

Acúfenos
   ginkgo biloba (23) 155

Adelgazante
   aceite esencial de pomelo (26) 179
   ver también celulitis

Afonía
   aceite esencial de jengibre (33) 211
   vinagre de sidra (22) 151

Afrodisíacos
   aceite esencial de cardamomo (33) 211
   aceite esencial de nuez moscada (33) 211
   aceite esencial de pimienta negra (33) 211

Agua floral (para elaborar)
   aceite esencial de geranio (35) 223
   aceite esencial de jazmín (35) 223
   aceite esencial de rosa (35) 223
   aceite esencial de *ylang-ylang* (35) 223

Alcalinizantes
   aceite esencial de limón (30) 197
   muchos alimentos; *ver* caps. (2) 37, (10) 87 (osteoporosis) y (13) 101

Expectorante
aceite esencial de orégano (!) (32) 207

Extracción dental
aceite esencial de incienso (+) (28) 187

F
Fiebre (antipiréticos)
aceite esencial de menta (31) 201
tanaceto (23) 155

Forúnculos
aceite esencial de árbol del té (25) 173

Fumar (quitan las ganas de)
aceite esencial de clavo (33) 211
aceite esencial de menta (31) 201
aceite esencial de pimienta negra (33) 211
mezcla de aceites esenciales (34) 219

G
Garganta (inflamación, mucosidad...)
aceite esencial de árbol del té (25) 173
aceite esencial de copaiba (33) 211
ajo (9, 15) 83, 113
jengibre y aceite esencial de jengibre (4, 9, 19, 33) 49, 83, 125, 211
limón (zumo, aceite esencial) (9) 83
mezcla de aceites esenciales (34) 219
miel cruda (20) 145
vinagre de sidra (gárgaras) (9, 22) 83, 151

Gases intestinales
carbón activado (16) 117
cúrcuma (+) (18) 121
jengibre (19) 125
manzanilla (23) 155
regaliz desglicirrizado (21) 149

Gingivitis
aceite de coco (14) 109

Grietas en la piel
aceite esencial de incienso (28) 187

Gripe
aceite esencial de jengibre (33) 211
aceite esencial de orégano (32) 207

L

Labios (cuidado de los)
aceite de coco (14) 109

Lavado de ropa
aceite esencial de árbol del té (1) 23

Limpieza del hogar
aceite esencial de árbol del té (+) (25) 173
aceite esencial de limón (30) 197
aceite esencial de orégano (32) 207
mezcla de aceites esenciales (34) 219
vinagre (1) 23
limpieza de alfombras: aceite esencial de hierba limón (+) (27) 183

Llagas (úlceras en la piel)
aceite esencial de árbol del té (25) 173
miel cruda (20) 145

Lubricante (para la vida íntima)
aceite de coco (14) 109

M

Manchas en la piel
aceite esencial de incienso (28) 187

Mareos y náuseas
aceite esencial de menta (31) 201
jengibre y aceite esencial de jengibre (4, 19, 33) 49, 125, 211

Meditación (favorecen la)
aceite esencial de cedro (33) 211
aceite esencial de incienso (28) 187
aceite esencial de mirra (33) 211
aceite esencial de palo santo (33) 211
aceite esencial de siempreviva (33) 211

Memoria (favorecen la)
aceite esencial de cedro (33) 211
aceite esencial de limón (30)
aceite esencial de romero (33) 211
ginkgo biloba (23) 155

Menisco (problemas de)
aceite esencial de palo santo (+) (33) 211

V